LES

AMOUREUX

DE LA DOULEUR

ALGOPHILIE — DOULEUR ET PLAISIR

PERVERSIONS SEXUELLES

PAR

Le Dʳ P. DHEUR

PARIS

D'ÉDITIONS SCIENTIFIQUES

RUE ANTOINE-DUBOIS, 4

1900

LES AMOUREUX
DE LA DOULEUR

LES
AMOUREUX
DE LA DOULEUR

ALGOPHILIE — DOULEUR ET PLAISIR
PERVERSIONS SEXUELLES

PAR

Le Dᴿ P. DHEUR

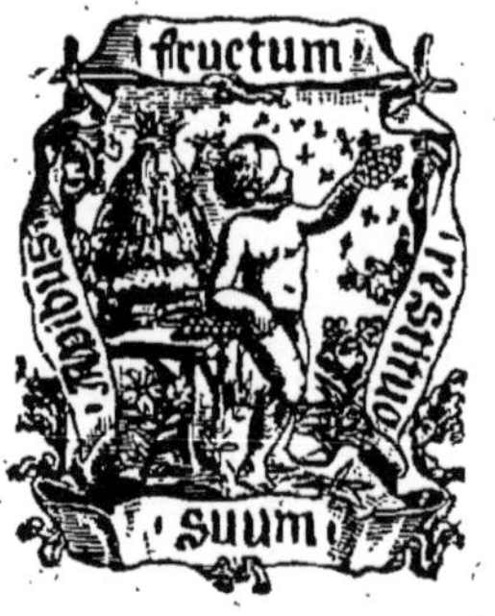

PARIS
SOCIÉTÉ D'ÉDITIONS SCIENTIFIQUES
4, RUE ANTOINE-DUBOIS, 4

1900

PRÉFACE

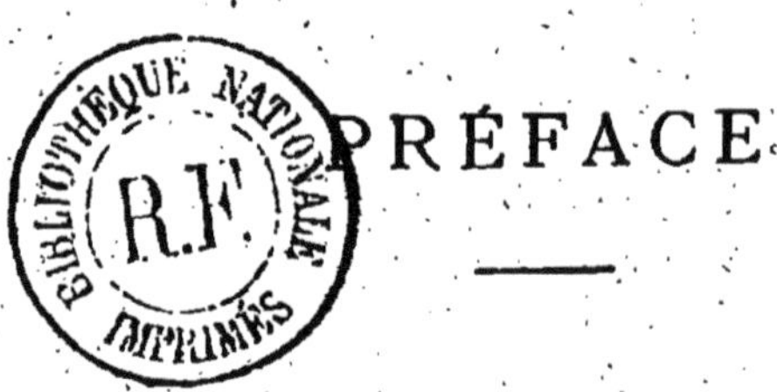

Sous un titre en apparence paradoxal, l'auteur étudie avec le plus grand soin le plus curieux des amours pathologiques : « l'algophilie ».

Ce travail des plus intéressants, tant au point de vue psychologique que médical, nous révèle des particularités curieuses sur l'état mental de ces malades qui recherchent et aiment la douleur.

A côté de l'algophilie vraie (algophilie des dégénérés), on trouvera d'intéressants détails sur l'amour de la douleur, que l'on observe chez les mystiques, les aliénés et dans certaines psychopathies sexuelles.

H. L.

INTRODUCTION

L'amour de la douleur ! Voici deux mots bien étonnés de se voir accouplés et qui vont faire accuser l'auteur d'être, soit un amateur de titre ronflant, soit un ami du paradoxe.

Cependant, il n'en est rien et nous sommes bien persuadé que ceux qui voudront bien parcourir ce travail, nous rendront ensuite la justice que l'on ne pouvait être plus sévère dans le choix dés observations et moins paradoxal dans la façon de les interpréter.

Quel nom du reste fallait-il donner en français aux *algophiles* ?

On ne pouvait les désigner par les termes : ceux qui supportent....ceux qui recherchent la douleur, car, on peut supporter et même rechercher la douleur sans être algophile, sans l'aimer.

Mais, je ne veux pas jouer sur les mots et je me hâte de reconnaitre que l'adjectif amoureux, a un sens passionnel, un sens même génital, s'il m'est permis de m'exprimer ainsi, que ne possède pas toujours le verbe aimer, et ici je suis réellement pris en défaut. Je dois reconnaître que mon titre n'est pas irréprochable et cependant, à cause même de cette imperfection, j'estime qu'il doit être conservé.

En effet, si parmi ces nombreux névropathes anormaux, déséquilibrés que nous nommons les *algophiles*, il en est quelques-uns qui recherchent et aiment la douleur en dehors de toute préoccupation sexuelle, la majorité, l'immense majorité s'en sert, ainsi que nous le verrons par la suite, non pour produire une sensation banale de plaisir, mais bien des sensations voluptueuses. Beaucoup, il est vrai, comme les mystiques, se trompent sur la nature de leurs sensations mais çà n'en sont pas moins, ainsi qu'il a été dit de saint Antoine, des imaginations dominées par des organes génitaux.

Quoique à mon avis, dans un travail de cette sorte, une définition est toujours mieux à sa place à la fin qu'au commencement d'un livre, il est indispensable, pour l'intelligibilité du texte, d'en donner une, dût-elle rester jusqu'à nouvel ordre insuffisante et vaine.

Je dirai donc que l'algophilie est une perversion de la sensibilité telle que dans cet état, des sensations, des impressions morales qui devraient être douloureuses ou pénibles, ne le sont pas et sont, au contraire, accompagnées de plaisir.

Mais cette définition est, je le répète, très incomplète, car il m'est impossible de résumer en quelques lignes ce que je me propose de développer dans ce travail, à savoir : ce que nous connaissons des rapports du plaisir et de la douleur chez l'homme normal. — Les modifications qu'offrent ces rapports chez les algophiles. — Comment on arrive à aimer la douleur et pour quelles raisons, en un mot, tout ce qui touche aux causes, à la forme des algophilies et à la façon dont elles se développent.

Après avoir ainsi passé en revue ces divers états, j'espère qu'il me sera possible d'en tirer des conclusions qui, elles, ne laisseront rien à désirer au point de vue de leur netteté.

Je me suis déjà excusé sur le titre, dois-je en faire autant au sujet de certaines observations qui parlent de rapports sexuels plus ou moins anormaux ? Si, ainsi que je le désire, ce livre est surtout lu par des médecins, je suis persuadé qu'ils n'y verront qu'un essai sur ces affections si intéressantes et encore si mal connues que l'on nomme les *philies*. Si d'autres veulent y voir autre chose, tant pis pour eux.

LES AMOUREUX
DE LA DOULEUR

I

DOULEUR ET PLAISIR

« *Douleur, tu n'es qu'un mot !* » a dit un savant philosophe grec qui n'a probablement jamais su ce que c'était qu'une névralgie faciale violente ou qu'une sciatique rebelle. J'ose espérer qu'il n'est jamais venu à l'esprit d'aucun d'entre nous de porter de pareilles consolations à ceux qui souffrent.

Pour nous qui avons vu de grandes souffrances et de grandes douleurs, nous restons persuadés qu'il y a là plus qu'un mot ; il y a une chose bien réelle et souvent aussi bien inutile.

Pour être un phénomène connu de tous, la douleur n'en est pas moins très difficile à définir, car nous ne saurions adopter les formules de Kant, de Platon et de bien des philosophes qui toutes donnent la douleur comme l'opposé du plaisir ; et le plaisir comme le contraire de la douleur. Ce sont là des définitions qui n'en sont pas ou qui, tout au moins, sont absolument incomplètes et de plus, à notre avis, manifestement fausses.

Le mieux est de passer rapidement en revue les connaissances actuelles des physiologistes sur ce sujet. Je chercherai ensuite à montrer les divers éléments dont se compose la douleur, les modifications qu'elle est susceptible de présenter ainsi que les rapports plus ou moins éloignés qu'elle a avec cet autre phénomène que l'on cherche toujours à lui opposer, le plaisir.

Tout d'abord, pour la commodité de l'étude, nous séparons la douleur physique de la douleur morale, quoique, ainsi que nous le verrons par la suite, ce soit là deux éléments de la sensibilité à la douleur qui sont unis l'un à l'autre par des liens indissolubles.

La douleur physique a été très bien étudiée par Richet (1). Nous puiserons de nombreux renseignements dans cet auteur, pour la première partie de la question.

Je crois qu'on pourrait définir ainsi la douleur physique : une sensation particulière produite par un défaut d'harmonie entre l'excitation et le travail habituel du nerf. Ce défaut d'harmonie pouvant provenir soit d'une excitation trop forte, trop prolongée, ou d'une nature autre que celle que doit recueillir le nerf, soit qu'il y ait manque absolu d'excitation, soit enfin que l'excitation soit normale et le nerf malade.

En effet, il est de toute évidence que la douleur peut être produite par une perception sensitive arrivée à un certain degré de force. Cependant, si l'on cherche à préciser davantage, l'on voit que sur

1. Ch. Richet. *L'homme et l'intelligence.* 1884. — *Recherches sur la sensibilité.* 1877.

soi-même il devient absolument impossible d'établir une limite entre une sensation forte et une douleur faible. On voit de même que dans des conditions physiologiques semblables, mais chez divers individus, pour une excitation donnée, la limite entre une simple sensation et la douleur varie beaucoup. Dans des conditions physiologiques différentes, la transition est encore plus marquée et, si l'on fait intervenir des cas pathologiques, on pourra trouver une graduation régulière allant depuis la sensibilité la plus exquise, jusqu'à l'analgésie la plus complète.

Comme toute excitation forte, la douleur est perçue d'une façon presque instantanée quoique cette perception soit en retard sur la perception sensitive ; sa durée, son irradiation, l'ébranlement nerveux général qui lui fait suite, sont proportionnels à son intensité.

Elle paraît intermittente, même lorsque l'excitation est constante.

Les excitations faibles peuvent également produire la douleur, soit par suite de certaines modifications du système nerveux central ou périphérique, soit simplement en accumulant leur action.

Lorsque la douleur atteint un certain degré, elle se traduit par des manifestations extérieures ; alors apparaissent des mouvements instinctifs de défense, le cri, la contraction des muscles, de la face et même du corps.

Cependant ce serait une grave erreur que de vouloir juger de l'intensité de la douleur d'après ces manifestations tapageuses.

En même temps que ces phénomènes, se montrent l'arrêt du cœur, la dilatation de l'iris, l'abaissement de la pression artérielle.

« L'excitation d'un nerf sensitif, dit Charles Richet (1), si elle est modérée, produit une sensation simple ; un peu plus forte, elle produit soit un seul réflexe, soit plusieurs réflexes, soit ces réflexes de la douleur que nous avons étudiés plus haut, soit la douleur. Enfin, dans certains cas, cette excitation sensitive produit une hyperesthésie de la moelle, portant tantôt sur la sensibilité, et alors c'est d'abord une hyperesthésie d'une région et plus tard une hyperesthésie générale, tantôt sur la motilité, et alors, suivant l'intensité et suivant des conditions pathologiques mal déterminées, c'est, en premier lieu, l'épilepsie spinale et la contracture ; en second lieu, l'épilepsie générale et le tétanos. On ne saurait mieux faire que de comparer des phénomènes assez bien connus, comme ceux du tétanos, aux phénomènes encore si mystérieux de la sensibilité à la douleur. »

Je crois inutile de donner une classification des douleurs suivant leur nature ; ceci ne nous serait d'aucune utilité, et j'en aurai fini avec la douleur physique après avoir indiqué sommairement quelques-unes de ces variations pathologiques.

La douleur peut se produire en dehors de tout traumatisme ; il peut y avoir dans certains cas, comme dans le rêve, des hallucinations de la douleur.

Le somnambule est sensible à la douleur suggérée alors qu'il est absolument insensible aux excitations ordinaires.

(1) Ch. Richet. *Recherches expérimentales et cliniques sur la sensibilité*, 1887.

Dans certains cas, ainsi que l'ont signalé Fromentel et Kowaleski, la douleur se produit dans un point éloigné du lieu où a porté l'excitation, c'est ce que Gubler désigne sous le nom de « douleur en écho. »

La métamorphose de la douleur a été observée plusieurs fois (piqûre perçue, comme une brûlure, par exemple).

Un phénomène très curieux et qu'il est très fréquent de constater, ce sont les dissociations de la sensibilité (perte de la sensibilité à la douleur avec conservation des autres sensibilités par exemple).

Le chloroforme semble agir surtout en supprimant l'ébranlement nerveux consécutif au traumatisme et le souvenir pénible de la douleur. « Toutes les fois, dit Richet, que la mémoire disparaît, la douleur est presque négligeable. »

Nous verrons plus loin quelle est l'action des troubles intellectuels sur la douleur ; passons de suite à la seconde façon de souffrir : la souffrance morale.

Le sens émotif, dit Heinroth, est, quelque nom qu'on veuille bien lui donner, la disposition intérieure de l'homme pour la joie et pour la douleur. « Le Gemüth, dit Guislain, fait couler des larmes de tristesse, de joie, d'admiration, d'enthousiasme. On le retrouve dans la douleur d'une mère, à laquelle la mort vient de ravir son enfant, dans les angoisses de l'homme qui a perdu son honneur et sa fortune... Il est, au fond, ce que nous fait éprouver tout ce qui nous est cher (1) ».

Je crois qu'il est difficile de décrire d'une façon

(1) H. Beaunis, *Des sensations internes*, 1889.

plus simple et plus exacte, ce mode de sensibilité qui est du reste connu de nous tous.

La douleur morale se prête mal à l'analyse physiologique, car, il faudrait ici, ainsi que pour tout phénomène subjectif, l'étudier sur soi-même, et l'état même de douleur est un obstacle à cette étude. Cependant, en cherchant les signes objectifs par lesquels elle se trahit, en les cherchant surtout dans la mélancolie, maladie dans laquelle la douleur morale constitue le symptôme le plus caractéristique, nous arriverons peut-être à démontrer qu'entre les deux modes de douleurs il y a de nombreux points de contact.

Au début de la mélancolie, nous observons d'abord un vague sentiment d'abattement, de tristesse, de malaise psychique; état cénesthétique nouveau qui a pris naissance sous l'influence de troubles survenus dans les fonctions organiques. Puis, cet état s'exagère, devient de l'ennui, de l'inquiétude, de la tristesse; les malades s'aperçoivent qu'il se produit une transformation dans leur manière d'être psychique et la douleur morale en est encore accrue. Celle-ci agit à son tour sur les phénomènes organiques qui lui ont donné naissance, les exagère et s'exagère en même temps jusqu'au point d'envahir tout le champ de la conscience. La physionomie, le geste, la parole, tout trahit la douleur qui est déjà de l'angoisse et qui va peut-être arriver jusqu'à la stupeur. Nous retrouvons de plus, ici, tout le cortège des phénomènes physiologiques qui accompagnent ordinairement la douleur. Ralentissement du cœur, parfois syncope, contraction des vaisseaux périphériques, abaissement de la température, etc.

Mantegazza avait, du reste, depuis longtemps observé qu'une douleur purement morale produit du côté du cœur et des vaisseaux, les mêmes symptômes que la douleur physique.

Voici, d'autre part, d'après Richet, les phénomènes qui accompagnent les douleurs provoquées sur le grand sympathique. « L'angoisse générale, la dépression, l'anxiété, la disparition du ressort moral et physique ; la volonté et l'attention sont anéanties, l'imagination et la mémoire sont plutôt surexcitées ». N'est-ce pas là, en tous points, la description de la mélancolie anxieuse ?

Mais là ne s'arrêtent pas encore les points de contact entre la douleur physique et la douleur morale. Ainsi que nous venons de le voir, la douleur morale vive et prolongée entraîne un état de souffrance physique manifeste, de même la douleur physique, en se prolongeant, entraîne un état de souffrance morale des plus évidents. Il y a là comme un cercle vicieux qui entretient la douleur.

Mais je veux dire encore plus.

Dans toute douleur physique, il y a un élément moral ; dans toute douleur morale, il y a un élément physique.

De ces deux éléments, l'un peut faire naître l'autre, la fin de l'un peut amener la diminution ou la disparition de l'autre. L'élément moral prolonge la douleur en faisant subsister le souvenir de la douleur qui, dans certains cas, peut égaler la douleur elle-même.

Enfin, dans certaines circonstances, comme chez les hypocondriaques par exemple, l'union des deux éléments de la douleur est telle qu'il devient impossible de distinguer si l'on a affaire à l'un ou à l'autre.

Tout comme la sensibilité physique, la sensibilité morale peut être exaltée, détruite ou pervertie, l'une et l'autre peuvent subir des changements tels qu'elles ne soient plus mises en jeu que par des excitants anormaux.

Si nous avons eu quelque difficulté à analyser la douleur, nous en rencontrons de presque insurmontable dans l'étude du plaisir. Nous nous trouvons, en effet, en présence d'un phénomène vague qu'on ne peut provoquer facilement et qu'on a rarement l'occasion d'étudier sur soi-même.

Quoi qu'il en soit, je ne croirai pas avoir écrit trop de lignes inutiles si j'arrive à démontrer que le plaisir et la douleur ne sont pas des modes différant essentiellement, si je parviens à détruire cette hypothèse que certains regardent comme un axiome à savoir que le plaisir est la contre-partie de la douleur et que l'état normal réside entre les deux.

Il existe bien un antagonisme réel sur un point, c'est que nous recherchons en général (et encore pas toujours) le plaisir et que nous évitons au contraire la douleur ; mais, est-ce là une raison pour en conclure que ce sont deux phénomènes de nature différente ? Je ne le crois pas. Tout semble prouver, au contraire, qu'il n'y a entre les deux qu'une différence de degré.

En effet, si nous prenons une sensation dite agréable et que nous la fassions éprouver à un sujet à son minimum d'intensité pour augmenter ensuite progressivement sa puissance, elle ne sera pas perçue tout d'abord, puis donnera une sensa tion indifférente, puis une sensation agréable, et enfin, si nous prolongeons l'expérience, elle deviendra parfaitement pénible.

Il nous est absolument impossible de saisir le passage de l'une à l'autre de ces sensations que nous avons caractérisées d'indifférentes, d'agréables et de pénibles, les limites restant aussi floues entre la sensation indifférente et le plaisir, qu'entre la sensation forte et la douleur. Bien plus, les points qui correspondent à une sensation franche quelconque sont éminemment variables suivant les circonstances et suivant les individus ; variables à un tel degré que l'excitation qui, dans certaines conditions, peut donner du plaisir, dans d'autres, peut produire de la douleur.

Non seulement l'intensité, mais même la durée de l'excitation transforme le plaisir en douleur. L'ennui naquit un jour de l'uniformité. L'habitude transforme la douleur en plaisir. Enfin, si par un procédé quelconque, on exalte ou on diminue la sensibilité, on augmente ou on atténue en même temps les plaisirs et les douleurs.

Les plaisirs, dit-on, ne sont que la satisfaction des besoins et, par conséquent, la cessation de la douleur. Souvent, en effet, la satisfaction des besoins procure du plaisir, mais en est-il toujours ainsi ?

Pourrait-on, par exemple, persuader à une personne sujette au mal de mer qu'elle éprouve une satisfaction quelconque à satisfaire ses besoins ? Combien de fois, d'autre part, voit-on des plaisirs physiques que nous recherchons et dont le besoin ne se fait nullement sentir ? Je crois plutôt que les besoins sont uniquement liés à l'instinct de la conservation, lequel est bien souvent en lutte avec la satisfaction de nos plaisirs. Je crois inutile de démontrer le mal fondé des propositions suivantes : les plaisirs sont utiles à l'organisme, les douleurs nuisibles, ou bien l'inverse ; toute grande douleur entraîne un grand plaisir, ou *vice versâ*.

Mais les relations entre le plaisir et la douleur sont encore plus intimes.

La douleur, en effet, est parfois un véritable excitant, un véritable assaisonnement du plaisir. On éprouve, dans bien des circonstances, un vrai plaisir à retarder la satisfaction soit d'un désir, soit d'un besoin ; c'est une façon de faire rendre au système nerveux surrexcité à point, tout ce qu'il est capable de donner.

Chez certains névropathes, cet assaisonnement constitue à lui seul tout le plaisir, et ils retardent le plus possible la réalisation de leur rêve qui doit les conduire à une désillusion.

Certaines grandes douleurs physiques et morales, l'alanguissement qui suit le coït, l'état de faiblesse qui se montre après les maladies graves, ne sont, paraît-il, pas sans charme pour bien des personnes.

Les excitations vives et douloureuses destinées à lutter contre le chatouillement sont agréables.

Enfin, la sensation de plaisir la plus forte, la plus nette, la plus facile à étudier, l'orgasme du coït que Georges Beard compare précisément à la sensation qu'on éprouve à la suite d'un grattage vigoureux, quand on a une violente démangeaison, est en tout point comparable à la douleur.

L'excitation génitale produit en effet un éréthisme général du système nerveux qui se tra-

duit par une exagération de l'activité fonctionnelle qui est sensiblement la même que celle
provoquée par la douleur, et est suivie d'une
dépression physique et morale brusque, absolument semblable. Exagération de la tension musculaire, éréthisme sensoriel, augmentation de la
pression artérielle, accélération du cœur, puis
diminution de la tension, refroidissement périphérique, relâchement musculaire, dépression
sensorielle et mentale.

L'aspect physique qui répond à la douleur et
celui qui traduit le plaisir violent, sont sensiblement le même ; or, si on admet avec Braid que les
expressions et manifestations des émotions sont
intimement liées aux émotions correspondantes,
l'on voit qu'il reste bien peu de chemin à faire
pour arriver de la jouissance physique à la douleur. Ce qui prouve encore une fois que plaisir
et douleur sont des degrés d'un même phénomène
dont les extrêmes se confondent.

II

L'ALGOPHILIE

DE LA DÉGÉNÉRESCENCE MENTALE ET DE LA FOLIE

« Il y a une raison pour laquelle le morphinomane emploie la voie des injections ; c'est qu'il
éprouve une âpre volupté à se faire des piqûres.
Pour certains sujets, il existe un véritable attrait à
pratiquer cette opération sur eux-mêmes, malgré
la douleur assez vive qu'elle occasionne, et plusieurs de ces malades ont affirmé que s'il fallait
absolument réduire la dose, ils aimeraient infini-
ment mieux l'absorber en plusieurs fois qu'en une
seule ». (1)

Ainsi s'exprime Ball, et, à cette phrase que citent
de nombreux auteurs, on a toujours cru devoir
ajouter un gros point d'interrogation. Ball cependant était un observateur trop fin et trop consciencieux pour avoir écrit à la légère sur des faits
qui auraient pu lui paraître obscurs ou trop rarement observés. S'il est du reste très affirmatif sur

(1) Bénjamin Ball. *Morphinomanie*, 1888.

l'existence de la chose, d'autre part il constate avec la même franchise que l'on ne l'observe que chez certains sujets.

C'est qu'en effet il y a morphinomane et morphinomane et celui qui, à mon avis, présente des traces d'algophilie, est non seulement morphinomane mais aussi dégénéré.

La dégénérescence mentale, ainsi que nous le verrons dans la suite, semble être sinon l'unique, du moins la principale cause de l'algophilie pure ; il est facile de retrouver les traces de cette affection dans les observations que nous citons et les cas même de folie dans lesquels on constate l'amour de la douleur, sont presque tous des cas de folie dégénérative.

Pour en revenir aux morphinomanes, il serait peut-être facile de constater chez certains, étant donné d'une part le nombre considérable d'injections et d'autre part les endroits qu'ils choisissent pour faire les piqûres, que la sensation elle-même de l'aiguille ne leur est pas toujours désagréable.

J'ai connu deux malades dans ces conditions et il semble résulter de leur dire que la sensation douloureuse de la piqûre et la sensation voluptueuse de la morphine forment pour eux un tout ; supprimer l'une c'est rendre la jouissance incomplète.

Un de ces malades à qui nous n'avions laissé qu'une solution de spartéine, nous demandait avec insistance de vouloir bien lui conserver encore, pendant un certain temps, la permission de se faire des injections avec ce liquide : « Nous autres morphinomanes, nous sommes comme les fumeurs de cigarettes à qui on supprime le tabac ; ils sont doublement désappointés, d'abord de ne pouvoir faire leur cigarette et ensuite de ne pouvoir la fumer. Quand je fais ma piqûre d'eau, c'est comme s'il m'était permis de faire ma cigarette et même un peu plus. »

Il n'est pas rare de constater chez certains malades, un amour exagéré pour les remèdes mauvais et pour les interventions douloureuses. C'est ainsi qu'une jeune personne que je soumettais plusieurs fois par semaine au bain électrique, se montrait impatiente et désagréable jusqu'au moment de lui faire des étincelles et des secousses. Alors sa figure s'épanouissait, et elle répétait sans cesse : Ah ! que ça fait du bien. Pareille scène se renouvelait quand on lui faisait des pointes de feu ou toute autre intervention douloureuse.

Le Dr Châtelain, dans son rapport médico-légal sur l'état mental de Marie Jeannerot (*Annales médico psychologiques* 1869), convaincue d'avoir commis neuf empoisonnements, s'exprime ainsi : « Elle insistait pour être soumise aux traitements les plus douloureux, auxquels elle paraissait se complaire, comme de se faire brûler au fer rouge, traitement qu'elle avait déjà subi précédemment et dont elle portait des traces évidentes, le long de l'épine dorsale. »

Le Dr Dor, qui avait soigné autrefois cette même malade, avait fait à peu près la même remarque : « Quoique la fille Jeannerot sût fort bien que sa maladie était fictive, elle n'en réclamait pas moins un traitement qui constituait une opération fort douloureuse, la brûlure de la nuque. »

Le Dr Goubet avait été frappé des mêmes faits : « Elle me parut aimer les traitements plutôt que les remèdes mêmes et, parmi ceux-ci, ceux qui lui faisaient le plus de mal. »

Ajoutons à ceci que Marie tue pour tuer, sans distinction de personne, sans être guidée par aucun intérêt, et qu'elle soigne elle-même ses victimes, semble se complaire à les ensevelir. Dans d'autres cas, et en particulier chez certaines hystériques, l'algophilie est uniquement liée au besoin irrésistible qu'éprouvent ces malades de se faire remarquer, d'attirer sur elles l'attention. En dehors de toute anesthésie, j'en ai vu une, pour arriver à ce but, supporter l'extraction d'un ongle de la main, le sourire sur les lèvres et, flattée des compliments qu'elle s'était attirés, aller ensuite s'exposer imbécilement à toutes sortes de douleurs pour s'en attirer de nouveaux. La satisfaction morale était chez elle tellement intense qu'elle effaçait complètement la douleur physique. Dans certains cas, on se demande s'il n'y a réellement pas une sorte d'algophilie morale chez les folles et chez les fous lucides. La jouissance qu'ils éprouvent lorsqu'ils ont commis une mauvaise action et qu'ils en font peser les soupçons sur un autre, montre une véritable perversion de la sensibilité morale.

Un malade que je connais, qui est extravagant sordide, ce qui du reste ne l'empêche pas d'être un ingénieur distingué, s'était toujours fait remarquer par une cruauté tellement rafinée envers les animaux, que l'on ne pouvait guère l'expliquer que par une perversion de la sensibilité. Ces jours ci, il a porté si loin la recherche de ses sensations voluptueuses, que nous croyons difficile de pouvoir les attribuer simplement à la cruauté.

Ce malade est en train de construire, avec une

patience et un soin dignes des plus grands éloges,
un phonographe. Le but unique qui l'encourage à
poursuivre un travail si difficile, est le suivant :

Toutes les semaines il va voir abattre les porcs
de l'établissement ; il espère pouvoir enregistrer
les cris qu'arrache la douleur à ces pauvres bêtes
(ce qu'il appelle leur chant), et pouvoir ensuite, à
son aise et aussi souvent qu'il le voudra, jouir de
cette audition plus ou moins harmonieuse, mais
qui, pour lui, a des charmes particuliers.

En dehors des malades ou tout au moins de ceux
reconnus pour tels, il n'est pas rare d'observer des
individus pour lesquels tout ce qui se rattache à la
mort ou aux souffrances d'autrui exerce une attrac-
tion mystérieuse et puissante. Vous les voyez par-
tout rechercher avec avidité tout ce qui retrace la
douleur, dans les livres, dans les gravures, dans
les spectacles.

Trop heureux lorsque le hasard les met en présence de quelques-unes de ces scènes qu'ils n'a-
vaient pu jusque-là que lire dans les journaux. Ils
partagent avec plaisir les souffrances de leurs pro-
ches, de leurs amis et même des indifférents. S'il
n'y a pas de douleur réelle dans leur entourage
ils forcent la note et en créent d'imaginaire à leurs
voisins. Si par hasard ils sont atteints d'une douleur morale réelle, ils la prolongent indéfiniment
et s'y complaisent d'une façon absurde. Ceux-là
aussi sont, à mon avis, des algophiles.

Cependant il est certain qu'avec le temps les douleurs morales les plus vives finissent par perdre de
leur acuité et qu'il leur succède un état de langueur
qui n'est pas dépourvu de charme même pour des

personnes qui ne sont pas à proprement parler des amoureux de la douleur.

Passons aux aliénés.

Nous trouvons dans les *Annales médico-psychologiques* (1881) l'observation suivante d'une malade du Dr Walter Channing. Il s'agit d'une jeune femme d'origine israélite observée à l'asile des aliénés criminels d'Auburn. Elle avait subi plusieurs condamnations pour vols, presque tous commis chez des médecins ; elle avait une grande prédilection pour les Docteurs, se vantait d'avoir été la cliente des plus célèbres praticiens de New-York, et était considérée comme atteinte de kleptomanie. A l'asile, elle restait d'habitude tranquille pendant une période de quelques semaines, ou même de quelques mois ; puis apparaissait un paroxysme ou crise ; elle était alors exaltée, hystérique, grossière dans ses paroles et ses actions, méchante à l'égard des autres malades, elle cassait les vitres et le mobilier, puis réussissait toujours, quelque vigilante que fût la surveillance, à se faire, à l'aide de morceaux de verre, des blessures dont les plus habituelles consistaient en incisions profondes et longues, pratiquées sur les bras. Ces blessures, une fois faites, elle redevenait calme, se laissait parfaitement panser et soigner, et restait tranquille tant que durait le travail de cicatrisation. On trouvait invariablement dans la profondeur des incisions, et souvent très avant dans les chairs, des corps étrangers qu'elle y avait enfoncés.

Elle ne manifestait aucune douleur pendant les recherches que l'on était obligé de faire dans les plaies, à l'aide de sonde et de pinces, pour aller à la poursuite des corps étrangers. Elle semblait même prendre une sorte de plaisir érotique aux recherches qu'elle forçait les médecins à faire sur ses bras. Parmi les corps étrangers ainsi extraits des plaies, on a conservé à l'asile : quatre-vingt-douze morceaux de verre, trente-quatre éclats de bois, deux pointes, quatre clous à souliers, une aiguille, une épingle ; si l'on n'avait rien perdu, on aurait plus de cent cinquante objets différents.

Progressivement les paroxysmes sont devenus plus rares, les facultés intellectuelles ont baissé et la malade est tombée en démence. Observation curieuse et difficile à interpréter ; y avait-il là une synalgie pathologique transportant aux parties génitales les excitations portées au niveau du bras, ou bien l'état psychique de cette femme était-il tel que toute intervention violente ayant pour effet d'exciter la moelle, devait produire les sensations voluptueuses.

Nous avons vu que dans l'anesthésie par le chloroforme ce qui semble surtout aboli, ce n'est pas tant la douleur que le souvenir de la douleur mais, en réalité, ceci n'est pas absolument exact et nous préférons de beaucoup l'explication suivante de Moreau, de Tours. « Sentir, dit-il, est un acte complexe ; une sensation qui n'est que perçue est une sensation incomplète ; il faut encore qu'elle soit aperçue, en d'autres termes, il faut que l'animal puisse y porter son attention, en avoir conscience »

Or, dans l'anesthésie légère par le chloroforme, la sensation est inaperçue, elle est incomplète, L'animal n'a donc pas simplement perdu la mémoire de la douleur. Il semble même que dans certains cas, la sensibilité à la douleur soit réellement pervertie, car, il n'est pas rare, ainsi que le constate Richet, de voir le malade à demi-chloroformé, entonner un chant joyeux en recevant le premier coup de bistouri.

J. Moreau, de Tours (1), dans ses curieuses expériences faites avec des inhalations d'éther, remarque que, de même que dans ce mode d'anesthésie, la sensibilité est, dans certains cas, non seulement engourdie ou suspendue, mais encore modifiée de telle sorte que le plaisir vienne prendre la place de la douleur.

Nous laissons la parole à M. Lunier qui a fait l'analyse de ce travail : (*Annales medico-physiologiques 1848*) ce nous sera un témoin de plus. « Pour apprécier les phénomènes physiologiques ou morbides qui se rattachent aux fonctions de l'encéphale M. Moreau a fait pour l'éther ce qui lui avait déjà si bien réussi pour le hachish. Dans ses nouvelles expériences, *il voit chez les individus soumis aux inhalations d'éther au fur et à mesure que la sensibilité devient plus obtuse et qu'un voile semble s'interposer entre le centre de perceptivité et l'impression venue du dehors, se développer cet état primordial auquel il rattache tous les phénomènes du délire en général*. Du côté de la sensibilité, les uns sentent sans souffrir ou souffrent à peine ; les autres donnent des signes évidents de douleur, mais n'en gardent pas le souvenir au réveil. Si l'on suppose une idée fixe, l'idée de suicide

(1) J. Moreau, de Tours. Quelques inductions physiologiques concernant la monomanie suicide, tirés de l'action des vapeurs d'éther sur la sensibilité générale. — *Union médicale* 1847.

par exemple, existant chez un de ces éthérés, l'on
verra surgir aussitôt la plupart des phénomènes qui caractérisent le délire des aliénés suicides. Et, en effet, parmi ces malades, les uns ont
l'idée de se donner la mort et la force d'y résister,
mais, s'ils s'excitent (par l'alcool par exemple), ils
se laissent entraîner à leur impulsion.

D'autres ne ressentent aucune douleur de leurs
blessures, d'autres enfin, au sortir de l'état d'excitation, n'ont conservé aucun souvenir de ce qui
s'est passé.

L'analogie entre les deux séries de phénomènes
que M. Moreau a essayé de comparer, peut encore
être poussé plus loin. Chez certains individus soumis aux inspirations éthérées, la sensation est trans-
formée de telle sorte que la douleur devient une
véritable jouissance. Eh bien ! on rencontre des
aliénés suicides, et M. Moreau en rapporte un
exemple remarquable, chez lesquels on observe
un phénomène tout à fait analogue. »

Ces deux auteurs reconnaissent donc que dans
certains cas de mélancolie suicide, il y a une vraie
perversion de la sensibilité qui fait de la douleur
une véritable jouissance.

Calmeil (1) à son tour s'exprime ainsi : Un ar-
tilleur se porte dans l'abdomen un premier coup de
couteau qui lui procure une sensation agréable,
cette tentative de suicide est suivie de plusieurs
tentatives nouvelles et c'est toujours aux instruments tranchants que ce militaire a recours pour
attenter à sa vie.

(1) Calmeil. *La folie* 1845. p. 384

Un homme, dit Moreau, de Tours (1), qui était parvenu à l'âge de 45 ans sans avoir été jamais malade, à la suite de quelques inquiétudes, est pris tout à coup de violentes migraines, de bourdonnements d'oreille, de pesanteurs de tête. Par moment, des mouvements convulsifs qu'il compare à des secousses électriques agitent tous ses membres, lui sillonnent les reins, la poitrine ; c'est alors que sa tête s'égare, une agitation nerveuse s'empare de toute sa personne, lui fait jeter des cris et proférer des mots sans suite dont lui-même ne comprend pas le sens. Sa position, qu'il apprécie jusqu'à un certain point, lui cause un chagrin voisin du désespoir : il conçoit la pensée de se débarrasser d'une existence devenue insupportable. « Cette idée ne me quittait jamais, dit le malade, mais je ne crois pas que je l'eusse mise à exécution, si je n'y avais été forcé par une crise. Un jour que j'étais exaspéré et hors de moi, je brisai une bouteille, et avec un des morceaux, j'essayai de me couper la gorge ; je m'y pris à deux fois et parvins à me faire une entaille assez profonde ; je m'arrêtai croyant que cela suffisait pour me donner la mort.

— De pareilles blessures ont dû vous faire bien souffrir ? A la première tentative, j'ai bien senti quelque chose, je n'étais pas encore assez monté, mais cela ne peut s'appeler de la douleur : à la seconde, non seulement je n'ai pas souffert, mais j'éprouvai une véritable jouissance en sentant le verre m'entamer la peau. » Ces paroles sont textuelles ; le malade nous les répétait encore il y a quelques jours.

(1) Moreau de Tours. *Union médicale* 1847.

X... atteint de mélancolie, sans troubles intellectuels bien marqués, est envoyé à Bicêtre à la suite d'une tentative de suicide. Il portait au cou une plaie demi-circulaire d'environ 8 ou 10 centimètres de longueur en voie de cicatrisation.

X..., un mois avant son entrée à Bicêtre, se sentant surveillé, s'était renfermé dans sa chambre, avait brisé une assiette de porcelaine dans laquelle on lui avait servi à déjeuner et qui avait été oubliée, et, tenant un morceau de chaque main, il essaya de s'ouvrir la gorge.

Il employa, dit-il, plus d'un quart d'heure à cette horrible besogne et ne s'arrêta que lorsque la trachée fut ouverte.

— Vous avez dû éprouver de terribles souffrances, il vous a fallu bien du courage ?

— Pas le moins du monde, répondait X.. du ton le plus naturel, je n'ai pas souffert du tout ; j'éprouvais même une sorte de plaisir à me scier la peau (1). Les observations de ce genre sont assez rares, mais je suis persuadé que si l'attention des aliénistes était attirée de ce côté, on arriverait encore à en réunir un certain nombre.

Pour en finir avec la mélancolie suicide, je veux encore citer une observation très intéressante qui est rapportée par le D* P. Moreau, de Tours, dans son livre sur la contagion du suicide. Elle montre bien en effet combien l'idée et la sensation voluptueuse se trouvent intimement unies à l'idée douloureuse.

Un jeune homme qui avait tenté de se donner la mort, en se coupant la gorge avec un rasoir, fut

____

(1) P. Moreau, de Tours. *De la contagion du suicide.*

conduit à l'asile des aliénés de Rome, en 1873.
Éminement impressionnable et nerveux, fils d'une
mère hystérique, il était naturellement fort stu-
dieux et fort adonné à la lecture. Interrogé immédiatement après sa tentative, il raconta ce qui
s'était passé avec la plus parfaite sérénité et en
homme qui avait la conscience d'avoir fait une
bonne action. Il avait voulu imiter une foule de
grands hommes qui devaient leur réputation et
leur renommée au suicide. Il ajoutait qu'il éprouvait
une telle jouissance intime à lire l'histoire de ces
hommes, que rien qu'en se la rappelant, il lui ar-
rivait parfois de tomber dans une sorte d'extase
voluptueuse « in un estase voluttuosa » (1).

Chose incroyable au premier abord, les hypocondriaques peuvent, eux aussi, être algophiles ! On a
déjà remarqué combien ces malades supportent
bien les douleurs autres que celles qui se relient
directement à leur hypocondrie.

Toute douleur en dehors de leur préoccupation
ordinaire fixe leur attention et est susceptible, non
seulement par cette méthode, mais encore par sug-
gestion, de leur procurer une sensation de bien-être
et de produire même un effet des plus salutaires.
Andral cite des cas de guérison d'hypocondriaques
par suite d'une maladie intercurrente qui probablement, n'a agi que de cette manière.

Certains malades ayant déjà éprouvé les bienfaits
de la douleur, la réclament à grands cris. Morel
semble avoir connu quelques cas semblables.

(1) Rendiconto del Manicomio di Santa Maria della pietà
en Roma. *Anni* 1872-1873.

« Quelques aliénés, dit-il (1), se plaignent de ne plus ressentir la souffrance, une situation pareille est pour quelques-uns le sujet d'une plainte amère. Cette proposition qui semble indiquer une contradiction, caractérise néanmoins un état anesthésique des plus pénibles et qui se présente dans les circonstances qui suivent.

Après avoir souffert considérablement dans la période initiale de leur maladie, certains aliénés, les hypocondriaques surtout, en arrivent à gémir sur un état bizarre, incompréhensible pour eux, et qui les fait presque douter de la réalité de leur existence. Dans leur impatience, ils se rongent les ongles, s'enfoncent des épingles dans les chairs, et le sentiment d'absence de la douleur leur cause une impression pénible qui ne se traduit tout d'abord que dans la sphère intellectuelle et morale.

Ils se rappellent qu'ils ont eu telle ou telle névralgie qui a disparu après la confirmation de leur état pathologique nouveau et, c'est avec un profond sentiment instinctif de leur situation qu'ils disent : je voudrais pouvoir souffrir encore...... Il me semble que si je ressentais telle ou telle douleur passée, je serais guéri. »

Nous ne voulons pas considérer comme de l'algophilie la perte du dégoût qui, somme toute, n'est qu'une douleur purement artificielle.

Nous signalons, comme simple curiosité qu'on a observé depuis longtemps que certains idiots qui recherchent avec avidité les odeurs et les saveurs stercoreuses, sont atteints non d'une diminution ou d'une perversion du goût et de l'odorat, mais

(1) A. Morel. *Traité des maladies mentales.*

bien au contraire d'une finesse extrême de ces sens. Curieux rapprochement à faire avec les animaux.

Peut-être l'algophilie existe-t-elle même chez les animaux, ainsi que tendrait à le faire penser l'observation suivante :

Une lionne de 12 ans, à la ménagerie de Phénix-Parck, depuis cinq ans et qui, depuis un an, a cessé d'être en rut se met un beau jour à ronger sa queue. Après avoir dévoré morceau par morceau tout ce qu'elle pouvait atteindre avec ses dents, elle attaque une de ses pattes de derrière qui commence à disparaître peu à peu. On est obligé de l'abattre. Il résulterait d'une enquête très intéressante, faite en Angleterre, en Allemagne et en Hollande, qu'on a observé de ces cas semblables chez les renards, tigres, jaguars, etc..... Dans le cas particulier, aucune irritation locale ne pouvait être invoquée, la peau était parfaitement saine. M. Abraham (1) pense qu'il faut voir là une affection de nature hystérique.

(1) M. Abraham. *The journal of mental science.* 1886.

III

L'algophilie des mystiques.

L'amour remplit toute là vie du mystique. Amour divin sans doute, mais qui est cependant encore de l'amour. Or, c'est dans cette passion que dans bien des cas il n'est pas exagéré de taxer d'érotique et aussi parfois, dans les sensations voluptueuses qu'elle fait naître que nous trouvons en grande partie l'explication de l'algophilie religieuse.

Si on consulte la vie des Saints, il est de la plus grande évidence qu'un grand nombre d'entre eux sont absolument dominés par leurs organes génitaux ; faut-il citer Catherine de Sienne, sainte Elisabeth, sainte Christine abbesse de Saint-Benoît, et en un mot toutes les amantes chéries de Jésus qui souvent brûlent pour lui d'un amour qui n'est pas le plus pur.

Si d'autre part l'on parcourt les écrits de bien d'autre mystiques qui, dans leur temps, furent considérés comme de saintes personnes, mais qui ont eu le tort de renchérir un peu trop sur les autres et que pour cette raison l'Église n'a pas voulu reconnaître, l'on ne tarde pas à s'apercevoir que l'on a en main les romans d'amour les plus impudiques, voire même, documents d'une obscénité révoltante,

De nos jours il n'est plus guère possible d'étudier l'amour mystique sur des saints, mais, il nous reste encore les aliénés, et chez ceux-là, tout au moins, il nous est permis d'affirmer que le délire mystique éclate le plus souvent au moment de l'éveil de la vie sexuelle, que les connexions de ce délire avec le délire érotique sont telles que, lorsqu'on voit l'un se dévoiler l'on peut conclure d'une façon sûre à l'existence de l'autre.

La puberté ne se traduit pas seulement en effet par de grandes modifications de l'organisme, elle se manifeste aussi par de profondes perturbations dans les sentiments et donne lieu à une exaltation passionnelle, qui, à la recherche de son but, croit bien souvent le trouver dans la religion. Que de malheureuses apportent à Jésus un amour qui, primitivement, ne lui était pas du tout destiné!

Dans d'autres cas, ce n'est plus la passion qui s'ignore, mais bien la volupté non satisfaite qui vient déposer aux pieds du divin époux, un amour brûlant.

Comment se fait-il que des liens si étroits réunissent la religion à l'amour ? L'explication en est difficile, cependant, Krafft-Ebing semble avoir donné la véritable solution. Cet auteur nous montre que l'un et l'autre se composent des mêmes éléments, sentiment de la dépendance, amour mystique, espoir d'une félicité sans bornes.

« Dans le domaine religieux aussi bien que dans le domaine sexuel, l'amour est mystique et transcendantal. Dans l'amour sexuel, on n'a pas conscience du vrai but de l'instinct, la propagation de la race, et la force de l'impulsion est si puissante, qu'on ne saurait l'expliquer par une connaissance nette de la satisfaction. Dans le domaine religieux, le bonheur désiré et l'être aimé sont d'une nature telle qu'on ne peut pas en avoir une conception empirique. Ces deux états d'âme ouvrent donc à l'imagination le champ le plus vaste.

Tous les deux ont un objet illimité : le bonheur, tel que le mirage de l'instinct sexuel le présente, paraît incomparable et incommensurable à côté de toutes les autres sensations de plaisir ; on peut en dire autant des félicités promises par la foi religieuse et qu'on se représente comme infinies en temps et en qualité. L'infini étant commun aux deux états d'âme que nous venons de décrire, il s'ensuit que ces deux sentiments se développent avec une jouissance irrésistible et renversent tous les obstacles qui s'opposent à leur manifestation. Leur similitude en ce qui concerne la nature inconcevable de leur objet, fait que ces deux états d'âme sont susceptibles de passer à l'état d'une vague extase où la vivacité du sentiment l'emporte sur la netteté et la stabilité des idées. Dans ce délire, l'espoir d'un bonheur inconcevable, ainsi que le besoin d'une soumission illimitée jouent un rôle également important. » (1)

C'est ce sentiment de la dépendance, commun à l'amour profane et à l'amour mystique, qui conduit au besoin de se sacrifier, qui engendre, à un plus haut degré d'aberration la recherche des souffrances physiques et morales pour soi-même et qui mène

______

(1) Krafft-Ebing. *Psychopathia sexualis*. Trad. Laurent Csapo, p. 11

jusqu'à trouver de la volupté dans les souffrances des autres. En principe, les peines que l'on s'inflige ne sont qu'une façon de racheter les péchés et d'offrir un gage de soumission à l'être suprême. Mais, chez le mystique, l'âme est toute absorbée, toute remplie de l'amour divin, le corps (1) lui-même ne reste pas indifférent à cette jouissance rêvée qui commence à avoir sa réalisation sur la terre. En un mot, les liens d'amour réciproque deviennent de plus en plus serrés, et, tout ce qui doit agir directement ou indirectement sur l'objet aimé, tout ce qui vient de lui ou que l'on prend pour tel, fusse la pire des douleurs, est un sujet de volupté. La douleur a perdu un de ses deux éléments, l'élément moral qui est au contraire exalté dans le sens du plaisir, plus la douleur physique devient grande plus la jouissance psychique croît.

La douleur morale elle-même devient une cause de joie réelle, parce qu'elle est regardée comme agréable à l'objet aimé, ou, comme émanant de lui. De là ces états de délicieuses souffrances où la volupté la plus idéale se trouve unie aux plus atroces douleurs. Nous allons retrouver plus bas cet état, admirablement décrit par une femme qui fut d'une grandeur d'âme rare et d'une intelligence hors ligne ; j'ai nommé sainte Thérèse.

Tel est en peu de mots l'état passionnel des mystiques, état que viennent exagérer encore les pratiques religieuses.

Au sujet de la continence, je ne dirai que peu de

______

(1) Mme Guyon disait que son corps était tellement rempli des grâces divines, qu'il en crevait de toutes parts et qu'elle les répandait autour d'elle.

choses, car ses effets, qui sont des plus manifestes cependant, ne sont que l'exagération des phénomènes que nous avons constatés à l'éveil de la vie sexuelle.

Cette action est d'autant plus forte que la continence absolue est de règle chez les mystiques, et nous savons tous quels désordres graves cette façon de faire peut entraîner dans la sphère psychique et intellectuelle. Toutes les pratiques religieuses semblent converger vers un but : exalter la foi et l'amour divin par des moyens mécaniques et psychiques éminemment propres à exalter la sensibilité voluptueuse.

Ainsi agit la flagellation, mais, je suis obligé de m'arrêter un peu sur ce sujet, car j'ai peur qu'on ne refuse à certains flagellants le titre d'algophiles, sous prétexte que les sensations voluptueuses qu'entraîne le fouet sont d'origine purement réflexe.

Il est un fait certain, c'est que les désirs sexuels sont souvent éveillés par l'excitation des nerfs du siège. Les enfants qui, comme J.-J. Rousseau, éprouvent les premières sensations sexuelles après une fessée ne sont pas rares, bien des vieillards libidineux se servent du fouet comme excitant ; chez les flagellants des XIII, XIV et XV siècles la volupté était portée parfois à un tel degré qu'elle se manifestait par des scènes tout-à-fait contraires aux principes de l'église ; celle-ci se vit même dans la nécessité d'intervenir.

Mais cependant, il est loin d'être démontré que la flagellation jouisse de ce même pouvoir vis-à-vis de tous ; si l'on compare le grand nombre de fessées qui se donne au petit nombre de personnes qui en éprouvent des sensations voluptueuses, on est fortement porté à croire que celles-ci ne peuvent se produire que chez certains individus au système nerveux anormalement développé ou qui se trouvent tout au moins dans un état d'éréthisme médullaire ou cérébral particulier. Or, chez ces individus non seulement l'action, mais même l'idée de recevoir des coups, peut produire l'excitation génitale, d'autre part, souvent l'excitation, d'un point très éloigné du siège peut conduire au même résultat. L'action purement réflexe de la flagellation peut donc exister mais, ne saurait s'appliquer à tous les cas. De plus pour qu'elle produise des sensations voluptueuses il faut toujours qu'il existe une tare dégénérative ou un état psycho-cérébral particulier.

Je crois avoir suffisamment insisté sur l'état mental du mystique pour ne pas avoir besoin d'y revenir : tout ce qui va de lui à Jésus ou vient de Jésus vers lui, ai-je dit, se trouve dans cet état passionnel un sujet de jouissance. Les coups de fouet sont de ce nombre ; chaque coup est un plaisir pour la flagellée, elle ne demande qu'à en voir croître la force pour accroître le plaisir ; si les coups augmentent l'excitation génitale ils augmentent en même temps la passion et la volupté. Cependant, il ne faudrait pas croire que la pauvre folle analyse elle-même à ce point ses sensations. Oh non, bien loin de là ; la flagellation est pour elle un plaisir intense et voilà tout. Sent-elle la douleur physique ? Cela ne fait pas de doute puisque c'est cette douleur qui est le point de départ de sa jouissance. Sans doute, dans beaucoup de cas, viennent s'ajouter aux sensations mêmes de la flagellation, des sensations purement génitales, mais, la malade fusionne le tout dont elle fait une seule et même impression qu'elle rapporte à l'être aimé. Son amour en est un peu moins pur et voilà tout.

Sous les coups de fouet, Maria-Magdalena, de Florence criait : «Assez! n'attise pas d'avantage cette flamme qui me dévore. Ce n'est pas ce genre de mort que je désire... il y aurait trop de plaisir et trop de charme. » Elisabeth de Genton croyait, dans les mêmes conditions épouser son Dieu. « O amour, ô amour infini ! criait-elle, créatures criez toutes avec moi, amour, amour. » Mais je ne veux pas m'appesantir davantage sur ces insanités dont il me serait facile du reste de citer de nombreux exemples. Ecoutons à présent sainte Thérèse qui va nous décrire mieux que nous ne saurions le faire ce mélange vraiment extraordinaire de plaisir et de douleur morale, mélange aussi angoissant que voluptueux. Nous pourrions appeler ce cas là un cas d'algophilie morale, quoique le corps participe pour une bonne part au plaisir et à la douleur. « Telle est quelquefois l'intensité de la souffrance qu'elle fait perdre le sentiment. Ce sont les suprêmes angoisses du trépas ; mais il y a, dans cette agonie de la souffrance, un si grand bonheur, que je ne sais à quoi le comparer.

C'est un martyre ineffable à la fois de douleur et de délice. Bien loin de chercher le moindre adoucissement dans tout ce que la terre lui offrait auparavant d'agréable, l'âme n'en peut soutenir la vue, elle repousse loin de soi avec un souverain dégoût. »

Et, plus loin: « Dans cette agonie, c'est l'horreur naturelle qu'ont l'âme et le corps de se séparer, qui leur fait demander secours afin de respirer. S'ils cherchent à parler de leurs souffrances, à s'en plaindre, à faire diversion, c'est pour conserver la vie ; tandis que, par un désir contraire, l'esprit ou la partie supérieure de l'âme voudrait bien ne pas sortir de cette peine. » (1)

Dans bien des passages, on retrouve exprimée la même idée, mais nous ne pouvons pas multiplier les citations.

Mais, ce n'est pas seulement les douleurs morales qui offraient de l'attrait à la grande Sainte ; personne ne mettant, je crois en doute qu'on peut en tous points assimiler une hallucination de la sensibilité générale à une douleur toute physique, voyez en quels termes en parle sainte Thérèse : « Le Seigneur voulu que l'ange se montra sous une forme sensible aux yeux de mon âme. Il n'était point grand, mais petit et très beau ; à son visage emflammé, on reconnaissait un de ces esprits d'une très haute hiérarchie, qui ne sont, ce semble, que flamme et amour.....

Je voyais dans les mains de cet ange un long dard en or, et portant un peu de feu à l'extrémité du fer ; de temps en temps il le plongeait au travers de de mon cœur, et l'enfonçait jusqu'aux entrailles ; en le retirant, il semblait me les emporter avec ce dard, et me laissait tout embrasée d'amour de Dieu.

La douleur de cette blessure était si vive qu'elle m'arrachait ces faibles soupirs dont je parlais naguère ; mais cet indicible martyre me faisait goûter en même temps les plus suaves délices, aussi je ne pouvais ni en désirer la fin, ni trouver

______

(1) Vie de Sainte Thérèse. Traduite par le R. P. Marcel Bouix

de bonheur hors de mon Dieu. Ce n'est pas une souffrance corporelle, mais toute spirituelle quoique le corps ne laisse pas d'y participer à un haut degré. Il existe alors entre l'âme et Dieu un commerce d'amour si suave qu'il est impossible de l'exprimer. »

Quoique du reste, sainte Thérèse s'exprime avec plus de finesse, de tact et de délicatesse que bien d'autres, il est encore facile de constater chez elle l'influence de la continence sur son état passionnel : « Les transports de cet amour étaient tels que je ne savais que devenir. Rien ne répondait à mes vœux, mon cœur à tout moment était près d'éclater, et il semblait véritablement qu'on m'arrachait l'âme. O mon adorable maître ! de quel souverain artifice, de quelle délicate industrie vous usiez à l'égard de votre misérable esclave ! Vous vous teniez caché de moi et vous me donniez en même temps les plus tendres témoignages de votre amour par une espèce de mort si délicieuse, que mon âme n'eût jamais voulu en sortir.

Pour pouvoir comprendre qu'elle est l'impétuosité de ces transports, il faut les avoir éprouvés !.. Cette sorte d'oraison étant de beaucoup inférieure, il faut tâcher, avec douceur, de réprimer la violence de ses élans et faire peu à peu rentrer l'âme dans le calme, de même qu'on apaise les pleurs excessifs des enfants en leur donnant à boire.

La raison doit tenir la bride pour modérer ses mouvements impétueux, dans la crainte qu'il s'y mêle de l'imperfection et qu'ils ne soient en grande partie l'ouvrage des sens et de la nature.. »

Du reste, elle finit comme la plupart des mystiques par devenir l'épouse de son Dieu qui s'exprime ainsi en lui annonçant cette nouvelle : « Regarde ce clou, c'est la marque et le gage que dès ce jour tu seras mon épouse, jusqu'à présent tu 'ne l'avais pas mérité ; désormais, tu auras soin de mon honneur ne voyant pas seulement en moi, ton Créateur, ton roi et ton Dieu mais encore te regardant toi-même comme ma véritable épouse. Dès ce moment mon honneur est le tien et ton honneur est le mien. »

Il n'y a qu'un mot que nous sommes étonnés de ne pas retrouver, c'est le mot *unique* joint à celui d'épouse. L'exclusivisme est en effet une chose de règle dans l'amour des mystiques, toutes se figurent épouser Jésus, et chacune croit être seule à le faire.

Il nous resterait bien des choses à dire sur les écrits de sainte Thérèse qui, pour le médecin et le philosophe sont à étudier et à commenter par ligne ; malheureusement l'étude du mystiscisme ne nous permet pas de rester longtemps dans ces sphères idéales et poétiques et, des types plus grossiers vont nous ramener dans l'ordure.

Rien n'est changé pourtant avec les autres mystiques ; ce que nous avons dit au début s'appliquant à tous les cas. Les théories, les principes religieux restent les mêmes, ce qui varie c'est surtout la façon de les interpréter ; les réactions sont semblables quoique plus exagérées.

Nous retrouvons toujours cette même doctrine que l'abandon de l'âme à Dieu doit être complet, qu'on doit avoir un profond mépris pour les jouissances terrestres ; mais, entre les mains de natures grossières, comme Antoinette Bourguignon et Madame Guyon, elle s'exagère au point de devenir presque méconnaissable. « Dieu permet que les

démons se servent de nos membres pour leur faire
commettre des péchés.....Dans pareils cas il faut
bien se garder de s'opposer à Satan quand bien
mêmes il s'ensuivrait des actes obscènes. » (1)

Voilà ce que sont devenus les principes de sainte-
Thérèse et le résultat est que « l'on doit se laisser
pourrir dans toute l'étendue de la volonté de Dieu.
Les visions deviennent elles-mêmes d'une nature
telles qu'elles ne pourraient se raconter sans salir
l'imagination. » (2)

Chez les convulsionnaires du XVIIIᵉ siècle nous
allons donc trouver moins de retenue dans la passion, dans la recherche de la douleur et surtout
dans l'excitation génitale, mais au fond les éléments
qui constituent l'algophilie restent les mêmes ; ce
n'est pas un mysticisme nouveau, ce n'est que l'exagération, la carricature du précédent.

Carré de Montgeron dit que presque tous les
convulsionnaires de Saint-Médard trouvaient un
attrait inexplicable dans la douleur et arrivaient
pour satisfaire leurs passions, à s'imposer des pé-
nitences qui font frémir, surtout quand on pense
que le plus souvent il s'agissait de toutes jeunes
filles : « Il n'est pas de moyens dont elles ne s'a-
visent pour mortifier, pour abattre, pour affaiblir
le corps.... Elles se couchent tout habilllées hiver
et été, et enveloppées seulement d'une couverture,
les unes sur des planches, les autres à plate terre,
d'autres sur des bûches, quelques-unes sur des
chenêts ou des barres de fer.....Elles poussent
tellement loin le jeûne qu'elles passent souvent les

(1) Abrégé de la vie et révélations de la Sœur de la nativité,
p. 9.
(2) Parchappe. *Symptomatologie de la folie.*

forces de la nature..... Il y a même des filles qui se donnent de violents coups de pierre précisément sur les endroits de leur corps où sont placés les instruments de pénitence, de sorte que toutes les pointes de fer ne peuvent manquer d'entrer dans leur chair..... Toutes ces pointes étant restées dans la chair y enveniment sans cesse la multitude de petites plaies qu'elles y ont faites. »,(1)

Lataste, d'autre part, nous renseigne sur la façon dont on priait à Saint-Médard, et nous voyons que cette fois l'érotisme a repris ses droits et se dévoile sans vergogne.

Mais nous n'en avons pas fini encore avec les supplices que s'imposent ces malheureux et qu'ils implorent à grands cris sous le nom de secours. "Plus fort, toujours plus fort," crient-ils sans cesse, et ce plus fort n'a d'autres limites que les limites même des forces humaines.

Les uns se font tirer les membres et quelquefois écarteler, presser l'estomac, enfoncer des épingles dans la tête, pendre à un clou à crochet; d'autres se font crucifier, appliquer des coups de bûches sur les os, marcher sur la poitrine et sur la figure; d'autres enfin reçoivent sur le ventre de la hauteur du plafond des pierres de plus de cinquante livres.

Sœur Scholastique, après avoir reçu des secours qui faisaient trembler, se rappelant la manière dont les paveurs manœuvrent le pesant instrument dont ils se servent pour enfoncer les pavés dans la terre, fit lier et garrotter toutes ses jupes au-dessous du genou, se fit tenir en l'air, la tête en bas, les pieds

(1) Carré de Montgeron. *La vérité des miracles.* 1727

en haut, et se fit précipiter la tête sur le carreau un grand nombre de fois. (1)

Carré de Montgeron ayant entendu dire que Jeanne Mouler s'était fait administrer cent coups de chenêt sur le ventre, voulut vérifier ce fait.

« J'avais commencé, suivant ma coutume, à ne donner d'abord à la convulsionnaire que des coups très modérés, cependant, excité par ses plaintes qui ne me laissaient aucun lieu de douter que l'oppression qu'elle ressentait dans l'estomac ne pouvait être soulagée que par des coups très violents, j'avais redoublé le poids des miens ; mais ce fut en vain que j'y employai à la fin tout ce que je pus rassembler de forces. La convulsionnaire continua à se plaindre que les coups que je lui administrais étaient si faibles qu'ils ne lui procuraient aucun soulagement, et, elle m'obligea de remettre le chenêt entre les mains d'un homme fort vigoureux....Celui-ci ne ménagea rien, instruit par l'épreuve que je venais de faire qu'on ne pouvait lui donner de coups trop violents, il lui en déchargea de si terribles, toujours dans le creux de l'estomac, qu'ils ébranlaient le mur contre lequel elle était appuyée. » (2)

Mais, ce n'est pas seulement la douleur physique qui a un attrait pour eux, tout est bon pour avilir le corps.

« Ils pansent, dit Poncet, des écrouelles ouvertes pleines de pus et horribles à voir ; ils les léchent, ils en attirent le pus avec la langue, ils la sucent jusqu'à ce qu'ils aient parfaitement nettoyé les plaies ils l'avalent sans en recevoir aucune incommodité ;

(1) Carré de Montgeron. *Ouvrage cité* T. H. p. 111.
(2) Idem p. 44.

ils lavent les linges qui ont servi de compresses dans l'eau qu'ils boivent ensuite. Il y en a plusieurs qui, avant d'entreprendre ces horribles pansements en ont toute l'horreur que nous en aurions nous-mêmes, si nous étions condamnés à les faire ; mais cette horreur passe aussitôt qu'ils sont déterminés à obéir. » (1)

Nous voyons dans ces cas, qu'il y a parfois un dégoût primitif, mais l'action elle-même n'est pas pénible, loin de là, elle remplit même de satisfaction et de plaisir.

Carré de Mongeron, dans une observation très intéressante, que nous regrettons de ne pas pouvoir publier à cause de sa longueur, fait la même réflexion. La personne dont il parle, se trouvant en présence d'une affection particulièrement hideuse a un mouvement de dégoût, mais, dès qu'elle a commencé à sucer, sa face s'épanouit.

En lisant de pareilles choses, l'on pourrait croire que des imaginations surrexcitées, ont exagéré, ou que tout au moins les témoins ont été dupes d'une simple jonglerie.

Cependant, quand on lit les ouvrages très consciencieux, qui ont été écrits sur ce sujet par les hommes les plus dignes de foi, quand on songe à la quantité innombrable de personnes de toute profession, de toutes les opinions, de tout caractère, qui ont été témoins des faits et qui n'ont même pas l'idée de les nier, on est bien forcé de chercher ailleurs l'explication.

Il y avait, pour assister à ce spectacle, des prê-

(1) Poncet. 7ᵐᵉ lettre théologique.

tres, des docteurs en droit, des laïques. des physiciens,... etc.

Tous furent très étonnés d'entendre répéter aux convulsionnaires de Saint-Médard, qu'elles éprouvaient du soulagement et même plus, du plaisir lorsqu'on les frappait avec une certaine violence.

La fille Mouler, par exemple, lorsque les coups semblaient atteindre la colonne vertébrale, répétait : oh ! que cela est bon ! que cela fait du bien ! et, son visage exprimait la plus douce volupté.

Hecquet seul, tente d'expliquer ce phénomène, d'une façon naturelle en déclarant que le propre de certains états pathologiques, notamment de certains états maladitifs des organes de la génération, sur les femmes surtout, était de modifier la nature des impressions à un tel point, que c'était dans ces cas, en violentant les nerfs de la sensibilité, qu'on parvenait à faire naître dans le cerveau une sensation de plaisir, de jouissance, ou même de volupté.

A présent. l'on peut se demander comment, même la question de douleur étant écartée, le corps pourrait-il résister à de tels traumatismes ? L'explication en est difficile.

Calmeil (1), en donne une qui paraît assez vraisemblable, mais ceci étant hors de notre programme, nous ne nous attarderons pas d'avantage sur cette question.

Du reste, je dois faire remarquer, que lorsqu'on consulte les mémoires du temps, on s'aperçoit bien vite, que les secours que recevaient les convul-

(1) Calmeil. *La folie*. T. II. p. 386.
(2) Voir A. Maury. *Annales médico-psychologiques* 1855.

sionnaires étaient loin d'être toujours inoffensifs.

Jeanne Mouler, cette fille dont nous avons déjà raconté l'histoire, en fut une victime, et c'est à cause d'elle surtout que fut fermé le cimetière de Saint-Médard.

Voici ce que dit à son sujet la comtesse de B....., une de ses contemporaines.

« A chaque coup, le lourd chenet s'enfonçait dans les chairs de la plus belle gorge et en faisait jaillir des torrents de sang.

Tandis que cette fanatique était si rudement frappée, l'expression de la joie régnait sur son visage : « Ah ! que cela est bon ! s'écriait-elle, ah, que cela me fait du bien.... Mon frère, redoublez encore si vous le pouvez.... Grâce à Dieu, voilà que je me sens passer dans le sein de la félicité éternelle.... Approchez-vous, mon frère, que je vous embrasse, que je vous remercie de vos bienfaits. »

Le jeune garçon qui, dans cette terrible scène, avait rempli le rôle de secouriste, s'approche, Jeanne colle sa bouche sur celle de ce bourreau et expire en le tenant embrassé. »

Pour en finir avec ce genre de maladies, il me reste à dire quelques mots sur les mystiques stigmatisés.

Saint François d'Assise, est le type le plus parfait des stigmatisés. C'est le premier et pour ainsi dire le promulgateur des stigmates.

Il est facile, en lisant son histoire, de se rendre compte pourquoi apparaît pour la première fois chez lui, ce phénomène nouveau.

La vie de saint François, n'est qu'un plagiat de celle de Jésus, dominé, par le désir ardent et prolongé, d'entrer en commerce avec son Dieu, il ne trouve de meilleur moyen que de vivre de la même existence. Comme la sienne sa venue au monde avait été annoncée par des prophètes, il avait ses douze disciples, son Judas, le démon avait daigné le tenter, et il opérait journellement des miracles.

Il ne manquait à cette belle vie, que le couronnement, le crucifiement. Quel délice, que de souffrir les mêmes souffrances que celles de Jésus.

Mais il ne devait pas se décourager en pareil chemin. O suprême jouissance ! son Dieu va l'avertir un jour, qu'il devait souffrir plus qu'un homme, qu'il lui était destiné de souffrir comme un Dieu.

Le voilà donc, concentrant toute son attention, toute son ardeur vers ce but si violemment désiré, provoquant les extases. exagérant les rigueurs de l'ascétisme déjà le plus sévère.

Peu lui importe, les faibles douleurs humaines qui ne lui produisent qu'une fade jouissance, alors qu'il entrevoit la douleur et. la jouissance suprême du crucifiement.

Il fait repasser avec complaisance dans son esprit. la scène de la mort de son divin Maître, cherche à partager toutes ses tortures, et enfin, ô miracle, un jour dans une comtemplation extatique il éprouve aux pieds et aux mains la plus voluptueuse des douleurs et en conserve les marques.

On pouvait désormais inscrire sur la porte du couvent des Franciscains : *Deo homini et beato Francisco utrique crucifico.*

Grand fut l'émoi dans le monde réligieux et grande aussi fut la jalousie dans les ordres rivaux.

Dès lors, ce n'est plus la vision et l'apparition qui deviennent l'unique but des mystiques, mais bien la douleur sainte et sacrée, cette douleur terrible et si douce cependant, puisqu'elle vous enflamme de l'amour divin, puisqu'aussi, il faut bien le dire, elle laisse des marques qui chatouillent si agréablement l'amour propre.

Cependant, il faut bien le reconnaître, quelques saints vraiment plus modestes, priaient leur divin Maître de ne pas rendre leurs stigmates, visibles.

Les mauvaises langues de l'époque, il est vrai, assuraient que ceux-là n'étaient que de faux stigmatisés, mais peu importe.

Je crois inutile et même impossible, de décrire pour chacun des stigmatisés, les sensations éprouvées.

Ce qui concorde toujours, c'est le désir immodéré de la douleur et la jouissance psychique intense.

Il en est ainsi, chez Philippe Acqueria, Saëtza, Dodo, Angèle del Paz, Nicolas de Ravenne, Marie de Sarmiento, etc... etc.

Je ne puis citer que quelques noms ; c'est une véritable épidémie.

Il serait facile de démontrer la contagion dans cette course à la douleur, mais ceci n'est pas notre but.

Quant aux stigmates mêmes et aux douleurs qu'ils procurent, ils varient peu : les clous, le coup de lance, la couronne d'épine, etc.

Tous, cherchent à porter leur croix, à prendre part aux souffrances du Christ et, ils partagent réellement ses tortures, mais ces douleurs sont, ce qu'elles n'ont probablement jamais été pour le Christ ineffablement délicieuses.

Ce sont déjà là, de véritables copies de la Passion; faisons un pas de plus et nous allons tomber en pleine folie mystique.

Tout le monde n'a pas le don de souffrir, les douleurs des stigmates, mais chacun peut souffrir le plaisir du crucifiement. Un degré de plus d'aberration intellectuelle et c'est bien simple, au lieu de passer une vie entière à poursuivre ce que l'on n'est pas sûr d'obtenir, et on n'a qu'à se crucifier soi-même.

Nous trouvons ainsi une longue liste d'auto-crucifiements, tel : Mathieu Levat, le cordonnier de Venise, tel : cet étudiant en théologie, de l'Université de Bonn, qui s'était crucifié sur un arbre ; des paysans coupèrent l'arbre et le transportèrent ainsi à l'hôpital.

Vers 1756, parmi les nombreuses sectes de convulsionnaires, nés sous l'influence du moine d'Augustin, celle des figuristes, mérite sous ce rapport, une mention particulière.

Les filles de cette secte, dit la comtesse de B...., se plaisent beaucoup à se faire crucifier :

La joie dans le regard, le sourire sur les lèvres, elles s'étendent nues sur une planche, et, après avoir reçu volontairement de l'un des frères présents un outrage qui ne peut être éprouvé que par le sexe, elles se font clouer les pieds et les mains et expirent souvent sur ce théâtre de douleurs et de luxure.

Malheureusement les faits ne s'arrêtent pas là, le délire religieux qui procure une intime jouissance par la torture de soi-même, fait aussi trou-

ver un véritable plaisir dans la torture des autres.
Toujours par le même mécanisme.

Tel le curé Farenis, qui crucifia une jeune fille
en présence de quinze personnes.

En général, la personne sacrifiée est celle qui est
le plus chèrement aimée, car plus le sacrifice semble douloureux, plus il est agréable à Dieu, et
plus aussi par contre-coup, il procure un secret
plaisir.

Le premier de ces sacrifices fut celui d'Isaac;
l'on a fait mieux depuis.

Ce que nous venons de dire du mystique chré-
tien, s'applique du reste également à bien d'autres
sectes religieuses. A ce point de vue, les ascètes
Hindous par exemple, sont absolument compara-
bles aux ascètes chrétiens. Toujours, cette recherche de la douleur physique, ce plaisir d'immoler
la satisfaction matérielle aux jouissances infinies
de l'esprit, toujours ces élans amoureux et voluptueux.

Dans certains livres de piété de l'Inde, dit Maury
l'on voit l'âme s'adresser à la divinité comme une
femme à son époux. Quant aux martyrs que s'im-
pose ces malheureux, ils sont trop connus pour
que j'insiste sur ce sujet. Du reste, peu importe
qu'on se couche comme eux, sur des planches hé-
rissées de fer, ou que, comme sainte Limbania de
Gênes, on se laboure les chairs avec un peigne d'ai-
rain, l'état d'âme est le même, ce sont les mêmes
cris de volupté que poussent les patients au milieu
des tortures.

IV

L'ALGOPHILIE LIÉE AUX SENSATIONS GÉNITALES

La nature, a assuré la perpétuité de l'espèce chez l'homme et chez les animaux, par un plaisir violent qui, dans certains cas, par son extrême acuité, confine presque à la douleur.

L'homme a su donner à sa passion un caractère plus élevé, il a masqué par ses sentiments la brutalité de l'acte, il a idéalisé jusqu'à un certain point ce qui, primitivement, n'était que la satisfaction d'un besoin. Mais la nature reprend souvent ses droits, et l'intelligence elle-même, au lieu d'ennoblir toujours les passions, se fait parfois leur fidèle servante. Au lieu de les endiguer, de les maîtriser, elle les conduit par des sentiers perdus hors du droit chemin, elle les pervertit.

L'homme alors dépasse de beaucoup en bestialité les animaux qui, du moins, ne font que satisfaire brutalement leur besoins et ne savent pas les exploiter aux profit de leurs vices.

C'est de ces tristes cas que j'ai à parler, mais avant, je crois nécessaire de dire encore quelques mots sur les sensations voluptueuses.

Ce qui caractérise avant tout les jouissances génitales, c'est bien leur intensité. Elle est telle, que l'on se demande si l'on peut faire rentrer le plaisir génital dans la même catégorie que les autres plaisirs ou si, au contraire, il ne serait pas préférable d'en faire une classe à part, absolument distincte.

Les sympathies, qui uuissent de la façon la plus intime, les organes de la génération aux parties les plus éloignées du corps, nous expliquent jusqu'à un certain point, cette intensité et cette généralisation de la volupté qui, portée à son maximum, envahit l'organisme tout entier.

Mais, comment cet excès d'activité tout à fait exceptionnel et qui se traduit par des réactions aussi intenses que ce que Démocrite appelle la « petite épllepsie » n'aboutit-elle pas à la douleur.

Nous avons déjà montré que le plaisir génital par ses causes, son mode de réaction, ses manifestations physiologique, était en tout point comparable à la douleur, nous ne reviendrons pas sur ce sujet.

Nous avons vu aussi que la sensibilité physique variait énormément suivant les sujets, et même chez un même individu, suivant les circonstances : il en est de même pour les plaisirs sexuels qui ont une intensité plus ou moins grande suivant les cas.

Il est une autre cause qui, dans les diverses circonstances, fait varier beaucoup le plaisir voluptueux, c'est l'élément moral.

Les divers centres sexuels, en effet, entrent en action non seulement sous l'influence de sensations, d'images visuelles, auditives et olfactives, mais encore sous l'influence de souvenirs, de représentations mentales fournies par la mémoire et l'imagination.

Ces associations ont la plus grande influence autant pour exagérer, que pour arrêter les plaisirs sexuels. C'est ainsi que l'individu normalement peu porté à rechercher ces sortes de plaisirs, peut dans ces conditions données, éprouver des sensations voluptueuses très intenses.

Dans l'amour vrai, tel qu'on le conçoit chez l'homme normal, l'élément moral vient accroître d'une façon très marquée, les sensations physiques. Il n'est pas de même dans l'amour purement platonique de certains érotomanes, qu'étouffe toute satisfaction par trop matérielle

Enfin, dans des cas de nymphomanie, l'élément psychique d'un caractère plus matériel, plus particulièrement génital que dans les autres cas, exerce une excitation des plus violentes sur les sens et accroît d'autant les sensations.

En dernier lieu, ainsi que nous le verrons plus loin chez quelques individus, l'élément psychique joue un rôle encore plus considérable.

Chez les uns, véritable coït cérébral, il suffit, à lui seul, à produire la volupté. Chez les autres, il s'aide à peine de sensations n'offrant qu'un rapport très éloigné, avec tout ce qui concerne le plaisir sexuel. Chose étonnante, chez presque tous l'émotion qui a fait naître la sensation voluptueuse, est de nature pénible, la sensation qui a déterminé l'orgasme, est une douleur.

Après l'excitation violente, la dépression physique et morale qui lui fait suite, après le plaisir, la

douleur, pourrait-on presque dire dans ce cas particulier, ici encore, l'élément moral joue un rôle
considérable.

Si l'effet produit par l'excitation génitale, est
dans sa première phase, assimilable à l'effet produit par une excitation douloureuse, dans la seconde moitié du phénomène, il y a identité absolue
de part et d'autre.

C'est bien un état de douleur, que cet état de
langueur physique et morale qui suit le coït, et
cependant il est indéniable que bien des amoureux ne le trouvent pas dépourvu de charme.

Où puise donc sa source, ce plaisir particulier ?
c'est incontestablement dans une situation psychique particulière.

L'amour a triomphé des sensations physiques et
se modelant lui-même à son tour, pour prendre
une tournure plus conforme avec la situation nouvelle, il résulte du tout, une harmonie parfaite,
douce et agréable.

Il peut se faire du reste, que ce soit tout autre
plaisir mental que celui-là qui, à ce moment
étouffe les sensations douloureuses, l'orgueil de
la possession par exemple, Tel le coq réagissant
sur cet état pénible, pour pousser un joyeux cocorico de triomphe.

Cependant, si l'excitation génitale est épuisée,
s'il n'y a dans l'individu ni l'un ni l'autre de ces
éléments de satisfaction morale, croyez-moi, la
douleur reprendra ses droits, et je doute fort qu'il
lui reste autre chose que de la lassitude et du dégoût.

Jusqu'à présent, nous n'avons vu que ce qui
concerne les individus normaux, mais il est indis-

pensable afin d'éviter plus tard, des redites fatigantes, de faire une courte incursion dans le domaine de la pathologie.

Chez l'homme normal, nous trouvons successivement, avant d'arriver à l'acte brutal, une représentation sexuelle d'origine, soit centrale, soit périphérique, à laquelle succède une sensation de plaisir qui se rattache à ces évocations. Celles-ci ne tardent pas à entraîner bientôt à son tour, le désir de satisfaction sexuelle. Bientôt l'excitation des centres d'érection est évidente, et ne fait que croître sous l'influence des excitations cérébrales et locales jusqu'au moment où le centre d'éjaculation lui-même entre en jeu.

Chez l'anormal, l'affaibli, le névrosé, les phénomènes d'excitation, d'anesthésie ou de paralysie portant sur l'une ou l'autre de ces phase, de l'acte génital, viennent y causer de nombreuses perturbations.

Krafft-Ebing (1) divise les névroses sexuelles en cérébrales et spinales, ces dernières, comprenant les affections des divers sens.

Nous donnons ci-joint un tableau qui représente d'une façon rapide, mais assez complète les idées de cet auteur.

Je crois n'avoir pas besoin de donner d'explication plus étendue sur sujet, les mots parlant assez par eux-mêmes, et mon but n'étant d'ailleurs pas de décrire toutes les anomalies sexuelles, mais bien d'avoir une base pour discuter les cas que nous aurons tout à l'heure sous les yeux.

(1) Krafft-Ebing, *Névrose sexuelle*, p. 50.

AFFECTIONS DU CENTRE D'ÉRECTION

Excitation.. (Priapisme (Maladie de la moelle. — Certains poisons. — Prolongation anormale de l'érection et du libido sexualis. — Excitations psychiques.)

Paralysie... (Impuissance paralytique.
Diminution de la sensibilité du centre (Surmenage. — Excès sexuels.)
Le centre n'est plus excitable qu'à certaines excitations.

Entraves... (Impuissance du centre d'érection par entrave psychique. (Dégoût, crainte de maladie vénérienne. — Obsession.)

Débilité sensitive...... (Sensibilité anormale avec relâchement rapide de l'énergie du centre.

AFFECTIONS DU CENTRE D'ÉJACULATION

Ejaculation trop facile. (Trop grande excitation psychique ou faiblesse du centre d'éjaculation.

Ejaculation très difficile. (Absence de libido. — Atrophie fonctionnelle par abus sexuels.

AFFECTIONS CÉRÉBRALES

Paradoxie. — Besoins génitaux en dehors des époques ordinaires. — Manque de penchant.

Hyperesthésie. — Libido exagéré, lubricité insatiable (Excitation organique, psychique, sensorielle. Nymphomanie. Satyriasis).

Paresthésie. — Excitation inadéquate.

Nous n'avons que quelques remarques à ajouter à ce tableau.

Avec la paralysie du centre d'érection peut se trouver, et c'est même là un fait assez fréquent, un libido sexualis exagéré, une lubricité sans bornes et difficile à satisfaire, surtout lorsque le centre n'est plus sensible qu'à certaines excitations.

Cette paralysie se trouve du reste très souvent chez des sujets antérieurement très lubriques, puisque le surmenage, les excès sexuels en sont la principale cause.

De même, et pour la même raison, les hyperesthésies cérébrales sont très souvent associées à une diminution de la sensibilité du centre d'érection.

Enfin les paresthésies peuvent s'accompagner d'hyperesthésie cérébrale ou de paralysie du centre d'érection a certaines excitations, et en dernier lieu d'une faiblesse du centre d'éjaculation.

Voilà autant de données qui nous seront d'un grand secours pour expliquer plus tard ces cas étranges où des représentations désagréables et des excitations douloureuses aboutissent à la volupté.

Cependant nous devons encore poursuivre plus loin cette étude.

Nous tenons tout d'abord à faire remarquer que, chez le dégénéré par exemple, il peut non seulement y avoir perversion primitive, mais qu'encore cette perversion peut résulter de ce que les associations sensitives et représentatives se font chez lui d'une façon anormale, de telle sorte que le plaisir génital se produit sous l'influence d'éléments qui, pour d'autres, seraient insuffisants ou même contraires.

Chez le simple pervers, il existe aussi quelque chose de semblable. Il y a comme une fausse éducation des centres. L'instinct sexuel légèrement dévié tout d'abord, le devient ensuite de plus en plus. Par suite de l'accoutumance de l'automatisme mental, le moyen anormal employé pour mettre en activité les centres, réussit de mieux en mieux, mais à la condition aussi d'être toujours plus fort, toujours plus exagéré, toujours plus anormal.

Lorsque le moyen employé est douloureux, il peut paraître exagéré de dire qu'on s'habitue à la douleur, ce qui du reste n'est pas rigoureusement exact, et cependant, c'est bien ce que l'on pourrait croire à un examen superficiel.

Laissons de côté ceux qui aiment la douleur d'emblée comme l'ayant toujours connue associée à une sensation qui leur est agréable, et par conséquent, faisant pour ainsi dire partie de cette sensation ; voici en général ce qui se produit.

La douleur est d'abord assez mal supportée, l'éducation vicieuse étant imparfaite, mais à mesure que celle-ci se perfectionne, la jouissance augmente, l'élément moral disparaît de plus en plus, enfin il arrive un moment oa le plaisir surpasse de beaucoup la douleur, où l'esprit n'est plus fixé que par lui.

Les deux sensations se sont déjà fusionnées en partie, elles sont considérées comme intimement unies, comme relevant directement l'une de l'autre, d'où la tendance à augmenter la douleur pour exagérer le plaisir.

Il semble qu'à mesure que la volupté augmente la douleur décroît, en réalité, il n'en est rien, elle ne fait que se transformer et se fondre avec elle.

Il est vrai que le cerveau impressionné des deux côtés en même temps, dirige son attention sur l'impression la plus forte. Mais ici nous avons affaire non à deux impressions, l'une faible, l'autre forte, mais bien à deux excitations violentes et de même nature, l'une qui s'appelle volupté et l'autre douleur.

Elles sont de force à peu près semblable, et il est probable que, grâce à leur caractère d'intermittence, que c'est tantôt l'une, tantôt l'autre qui prédomine.

Qui sait même si ce n'est pas dans cette espèce de lutte, qui se produit entre ces deux sensations, que se trouve le secret de quelques algophiles, d'autant plus que la jouissance sexuelle augmente alors que l'excitation douloureuse semble diminuer et que le triomphe de l'une paraît à l'avance assuré sur l'autre.

Nous avons vu d'autre part que la douleur est un excitant, que son action sur la moelle est manifeste, eh bien! il est certains individus chez lesquels cette excitation est nécessaire pour les aider à produire les sensations génitales.

Le système nerveux affaibli ne répond plus que lorsqu'il est préparé par une tension extrême, la douleur devient un besoin, la condition *sine quâ non* du plaisir et elle est recherchée en même temps que le plaisir lui-même.

Il nous reste à dire quelques mots sur les modifications qui peuvent se produire au niveau même des endroits où ont lieu les excitations extérieures.

Normalement, les zones érogènes sont, le clitoris, le vagin, et col utérin chez la femme; le gland et la peau des organes génitaux chez l'homme. Cependant tout porte à croire que par suite d'une éducation spéciale ou par suite de certaine synalgie pathologique bien d'autres points peuvent acquérir les mêmes propriétés.

Chez certaines personnes, la succion du mamelon produit la jouissance sexuelle, d'autres, grâce à un entraînement particulier, développent cette sensibilité au niveau de l'anus, enfin, chez les hystériques, certains points du corps jouissent de la propriété, lorsqu'on les excite, de produire l'éréthisme génital.

Par suite d'abus ou pour toute autre cause, la sensibilité spéciale peut être émoussée au niveau des terminaisons sensitives. Alors deviennent nécessaires les excitations fortes et douloureuses pour produire le plaisir. D'une part, en effet, il est impossible de doser exactement les violences et d'autre part, ces sujets sont tous des amateurs d'excitations fortes, habitués depuis longtemps à voir le plaisir se poursuivre au milieu des douleurs. Au début, ils avaient la sensibilité normale, ils ne l'ont émoussée que par suite de leurs abus, c'étaient donc primitivement déjà des algophiles à un degré plus ou moins prononcé.

C'est par ces cas que nous allons commencer.

Féré (1) rapporte, d'après les auteurs du Compendium de médecine qu'une prostituée éprouvait un vif plaisir quand on lui coupait les végétations de la vulve.

Dans les deux cas suivants, nous voyons les malades ne pas craindre d'affronter les douleurs

---

(1) Féré. — *Pathologie des émotions*, 1892.

les plus terribles comptant ensuite les étouffer par
l'abondance de la volupté.

Le Dr Pouillet (1) cite l'observation d'une demoi-
selle âgée de dix ans qui depuis l'âge de deux ans,
sur l'instigation de sa bonne, se livrait à l'onanisme.
Etant donné les atteintes graves qui avaient été
portées à son état physique et intellectuel, en
désespoir de cause, on se décida à appliquer un
appareil qui parut isoler entièrement les parties
génitales et les préserver de tout attouchement. La
malade parvint à surmonter ce nouvel obstacle ; les
efforts qu'elle faisait, pénétraient à travers le tissu
serré qui s'opposait à ses manœuvres, avaient fini
par l'enfoncer dans les chairs et à creuser ainsi une
plaie dont les douleurs, quoique très vives, ne la
retinrent pas.

Baraduc rapporte un cas à peu près semblable.

Une jeune fille de douze ans, avait eu à la suite
d'un accident une fracture de jambe avec plaie au
niveau de la fracture, l'os étant à nu. La marche
anormale de la cicatrisation attira les soupçons du
médecin qui obtint des aveux de masturbation de
la malade. Avec son consentement, il lui fit passer une camisole et attacher les mains, de façon
qu'elle ne puisse les porter qu'à la tête ou à la poitrine. Cependant, il ne se produisait aucune amé-
lioration. « Tenant essentiellement, dit Baraduc, à
être fixé sur cette question, je priai la sœur de la
salle de redoubler de surveillance.

A quelques jours de là, sur les huit heures du
soir, la sœur m'exprima quelques soupçons, et nous
allâmes visiter la malade. Elle était endormie et,

____

(2) Pouillet. — *Onanisme chez la femme.*

sans la réveiller, nous relevons subitement la couverture et les draps des pieds à la tête : nous trouvons l'enfant couchée sur le dos, les bras maintenus écartés, la jambe fortement fléchie sur la cuisse, appuie les orteils sur la cuisse opposée et fixe ainsi le talon au-dessous de la région pubienne.

L'enfant n'est pas encore nubile ; aucun signe de puberté n'existe devant le pubis ; et toutes les régions pubienne et sous-pubienne sont pointillées de gouttelettes de sang et offrent l'aspect d'un vésicatoire auquel on vient d'arracher sa première couche pseudo-membraneuse. Quels frottements ont été nécessaires pour produire un pareil résultat ! Quelle aberration de la sensibilité a pu faire suivre un plaisir à travers de si vives douleurs ! ».

Dans la même classe de malades, peuvent rentrer ces masturbateurs féroces qui, nous l'avons déjà dit, doivent être regardés comme aimant primitivement les sensations fortes, mais que la diminution de sensibilité des muqueuses force aussi à accroître considérablement l'intensité des traumatismes. Il faut remarquer du reste que ceux-ci n'empêchent nullement de produire des excitations douloureuses. Il est même probable que l'organe ainsi modifié n'est plus sensible qu'à la douleur, quoique celle-ci soit certainement perçue à un moindre degré que chez une personne normale.

Ce vice ne peut du reste s'expliquer que par un état mental particulier, par un degré de perversion qui date des premières tentatives de masturbation ; perversion qui fait rechercher à ces malades d'emblée les sensations anormales et surtout anormalement intenses.

Il se peut, après tout, qu'un masturbateur ordinaire arrive à un moment donné, par suite de l'habitude, à chercher des excitations plus fortes pour compenser un léger degré d'affaiblissement de la sensibilité de ses muqueuses, mais il n'arrivera jamais à ce qui suit.

Dans le vagin, Dupuytren trouve un pot à pommade, Lisfranc un pot de confiture, un accoucheur extrait avec son forceps un verre à bière.

Nous pourrions en citer bien d'autres, par exemple toute la série des légumes que l'on trouve à la campagne dans le vagin de ces dames.

Mais passons à un autre organe.

Voici dans l'urèthre et souvent aussi dans la vessie : des crochets, un cure-oreilles, un sifflet d'ivoire énorme ; et Moreau, chirurgien de l'Hôtel-Dieu, récolte même une pomme d'api.

S'il faut absolument aller de plus fort en plus fort, lisez dans la clinique chirurgicale de Lisfranc, l'histoire de cette femme qui s'introduisait une tige de roseau dans l'utérus et qui, dans ses mouvements désordonnés, avait fini par la casser.

Il est à noter que ces genres de masturbation s'accompagnent souvent de pratiques accessoires destinées à augmenter encore l'acuité des sensations, tiraillement, pincement, torsion et même morsure des organes.

Les hommes, du reste, à ce point de vue, ne le cèdent en rien aux femmes.

Un horloger oublie dans son rectum le poids en fer d'une pendule qu'on lui avait confiée ; un propriétaire campagnard, le jour du mariage de sa fille, s'asseoit sur un verre à boire et... l'avale.

Désormeaux extrait toujours du même endroit, une bouteille de dix-neuf centimètres, Velpeau une fiole d'eau de Cologne de vingt-huit, Montanari un pilon de mortier de cinquante-deux centimètres.

Bien plus forts encore étaient les anciens Romains. Chez eux, les *fascina* étaient destinés à réveiller chez l'homme les zônes de jouissance artificiellement développées et qui, déjà éteintes, ne réagissaient plus qu'à des excitations violentes, brutales et douloureuses.

Témoin ce passage de Pétrone cité par le Dr Dupouy (1) :

« A ces mots, Œnothée apporte un phallus en cuir, le saupoudré de poivre et de graines d'ortie pilées, détrempées d'huile, il me l'introduit par degrés dans l'anus,... puis saisissant une poignée d'ortie verte, m'en fouette à petits coups le bas ventre. »

Je n'insiste pas sur les crayons, les tuyaux de pipe, les graines de haricot, etc., etc., que l'on trouve dans l'urèthre de l'homme ; pour être complet sur ce sujet, il faudrait écrire des volumes ; cependant, je tiens encore à citer une observation de Choppart (2) qui est des plus intéressantes et des plus instructives pour nous.

Gabriel Gallien se livra à la masturbation dès l'âge de 15 ans, avec un tel excès qu'il la réitérait huit fois par jour. Peu de temps après, l'éjaculation de la semence devint rare et si difficile qu'il se fatiguait pendant une heure pour l'obtenir ; ce qui le mettait dans un état de convulsion générale, et encore ne rendait-il que quelques gouttes de sang, et point d'humeur séminale.

(1) Dr Dupouy. *La prostitution dans l'Antiquité*, 1887.
(2) Choppart. *Traité des maladies des voies urinaires*, tome II.

Il ne se servit que de sa main jusqu'à l'âge de vingt-six ans pour satisfaire cette dangereuse passion. Ne pouvant plus ensuite exciter l'éjaculation par ce moyen qui ne faisait qu'entretenir la verge dans un état de priapisme presque continuel, il imagina de se chatouiller le canal de l'urèthre avec une baguette de bois d'environ six pouces de longueur. Il l'y introduisait plus ou moins, sans l'enduire d'aucune substance grasse ou mucilagineuse, capable d'adoucir la rude impression qu'elle devait faire sur des parties aussi sensibles.

L'état de berger, qu'il avait embrassé, lui donnait souvent l'occasion d'être seul et de se livrer facilement à sa passion. Aussi employait-il à différentes reprises quelques heures de la journée à se titiller l'intérieur de son urèthre avec sa baguette.

Il en fit constamment usage pendant l'espace de seize ans ; elle lui procurait une éjaculation plus ou moins abondante. Le canal de l'urèthre, par un frottement de cette nature si souvent réitéré et si longtemps soutenu, devint dur, calleux, et absolument insensible.

Gallien se trouvant alors avec sa baguette aussi inutile que sa main, se crut le plus malheureux des hommes. L'aversion insurmontable qu'il avait pour les femmes, l'abstinence à laquelle il se voyait réduit, l'érection continuelle qui provoquait sa passion, sans qu'il pût l'assouvir, semblaient en effet justifier son idée. Dans cet état d'effervescence mélancolique, qui avait lieu tant au physique qu'au moral, ce berger laissait souvent errer son troupeau ; il ne s'occupait que de la recherche d'un nouveau moyen propre à le satisfaire. — Après des tentatives également infructueuses, il revint avec un nouvel acharnement à l'usage de la main et de la baguette : mais voyant que ces moyens ne faisaient qu'irriter ses faux besoins, il tira, comme par désespoir, un mauvais couteau de sa poche, avec lequel il s'incisa le gland, suivant la longueur du canal de l'urêthre.

Cette incision, qui aurait causé à tout autre homme une douleur des plus aiguës, ne lui procura qu'une sensation agréable, suivie d'une éjaculation complète.

Enchanté de son heureuse découverte, il résolut de se dédommager de son abstinence forcée, toutes les fois que sa fureur le dominerait. Les fossés, les buissons, les rochers lui servaient d'asiles pour répéter ou exercer son nouveau procédé, qui lui procurait toujours le plaisir et l'éjaculation qu'il attendait. Enfin, donnant tout l'essor possible à sa passion, il parvint, peut-être à mille reprises, à se fendre la verge en deux parties exactement égales depuis le méat urinaire du gland jusqu'à la partie de l'urêthre des corps caverneux qui répond, au-dessus du scrotum et près de la symphise du pubis.

Lorsque le sang coulait en abondance, il arrêtait l'hémorragie en liant circulairement la verge avec une ficelle et il serrait suffisamment la ligature pour s'opposer à l'écoulement du sang, sans en intercepter le cours dans les corps caverneux. Trois ou quatre heures après, il ôtait cette ligature et cette ligature et abandonnait les parties divisées à elles-mêmes. Les diverses incisions qu'il faisait à la verge n'éteignaient pas ses désirs. Quoique divisés, les corps caverneux entraient souvent en érection en se divergeant à droite et à gauche.

Ne pouvant plus se servir de son couteau, parce que la section de la verge se portait sur les os du pubis, Gallien se vit dans une nouvelle détresse.

Il reprit l'usage d'une seconde baguette plus courte que la première; il se l'insinua dans le reste du canal de l'urèthre; et, titillant à volonté cette partie du canal et les orifices des conduits éjaculateurs, il provoquait l'éjection de la semence. C'est ainsi que ce masturbateur vraiment extraordinaire s'est amusé les dernières années de sa vie.

Cette observation devrait être analysée avec soin, mais elle est longue, je n'ai rien voulu y changer et j'ai tenu à la publier presqu'en entier.

Si on se rapporte d'une part à ce qui a été dit concernant l'hyperesthésie cérébrale, les affections des centres spinaux, l'action de la douleur sur la mœlle, d'autre part sur les relations de l'état psychique et de la douleur, enfin si l'on se souvient des explications que nous avons fournies sur le compte que l'on doit tenir de l'anesthésie plus ou moins complète des muqueuses, je crois qu'on aura tous les éléments nécessaires pour interpréter d'une façon exacte le cas de ce curieux névropathe.

Même chez ce genre de malade, il n'y a pas que la douleur physique qui sert d'excitant, une émotion pénible peut dans certain cas jouer ce rôle. Le danger d'être surpris, principalement par des personnes respectables, loin de mettre un arrêt au plaisir lui sert au contraire d'assaisonnement.

Nous verrons plus tard que chez certains exhibitionnistes il en est de même, et chez ceux-là se trouve un élément psychique nouveau.

Maintenant nous avons à examiner une série de

faits se rattachant en grande partie à la curieuse perversion si bien décrite par Krafft-Ebing sous le nom de Masochisme.

« Le Masochiste, dit Krafft-Ebing, tient à souffrir et à se sentir subjugué avec violence.

Par masochisme, j'entends cette perversion particulière de la vita sexualis psychique qui consiste dans le fait que l'individu est, dans ses sentiments et dans ses pensées sexuels, obsédé par l'idée d'être soumis absolument et sans condition à une personne de l'autre sexe, d'être traité par elle d'une manière hautaine, au point de subir même des humiliations et des tortures. Cette idée s'accompagne d'une sensation de volupté ; celui qui en est atteint se plaît aux fantaisies de l'imagination qui lui dépeint des situations et des scènes de ce genre ; il cherche souvent à réaliser ces images et, par cette perversion de son penchant sexuel, il devient fréquemment plus ou moins insensible aux charmes moraux de l'autre sexe, incapable d'une vita sexualis normale, psychiquement impuissant. Cette impuissance psychique n'a nullement pour base l'*horror sexûs alterius* ; elle est fondée sur ce fait que la satisfaction du penchant pervers peut, comme dans les cas normaux, venir de la femme, mais non du coït. » (1)

Nous nous trouvons pour ces malades dans l'obligation de répéter presque mot pour mot ce qui a déjà été dit au sujet des mystiques, aussi serons-nous très brefs.

L'hyperesthésie sexuelle psychique du maso-

(1) Krafft-Ebing, *Ibid.* p. 121.

chiste le place dans un état analogue, jusqu'à un certain point à l'état passionnel du mystique.

Dans l'un et l'autre états le désir d'être impressionné fortement ou d'agir fortement sur l'objet aimé, ainsi que nous l'avons déjà dit, conduit facilement au désir de recevoir la douleur, manière la plus simple et la plus efficace de ressentir une impression violente. Il se produit alors, dit Krafft-Ebing, une extase dans laquelle la marée montante d'un seul sentiment engloutit entièrement toute impression venant de la personne aimée et la noie dans la volupié.

Cependant nous ne saurions être absolument d'accord avec cet auteur ; en effet, pour lui, l'élément principal du masochisme est avant tout le désir d'être absolument soumis à une personne de l'autre sexe ; rechercher la douleur n'est qu'une façon de manifester ce besoin de soumission. En réalité, cette thèse, bien soutenue et appuyée par quelques observations très détaillées, semble bien s'appliquer à quelques cas, mais pourquoi vouloir l'appliquer à tous ?

Dans l'immense majorité des cas, au contraire, l'on doit constater que c'est bien la douleur physique elle-même que recherche le malade et rien de plus. C'est, dira-t-on, qu'il ne s'est pas suffisamment étudié, qu'il ne s'est pas analysé. C'est possible, mais, tel qu'il est, ignorant presque toujours les causes qui l'entraînent à aimer la douleur c'est la douleur qu'il aime, c'est la douleur qui le fait jouir, il ne va pas plus loin, çà lui suffit.

Si, en réalité, il se trouve quelqu'un qui n'est pas satisfait de cette façon de faire, c'est le médecin seul qui donne des explications, fabrique des hypothèses, et lui dit : non, ce n'est pas la douleur que vous aimez, c'est autre chose. Lequel des deux a raison ? Pour moi c'est le malade.

Du reste, le désir d'une soumission absolue, imposée avec énergie, n'est-ce pas là encore le désir d'une douleur morale, n'est-ce pas un équivalent de la douleur physique ? Ne voit-on pas même le plus souvent les deux se confondre pour former la douleur, en un seul mot, celle qui doit produire la volupté.

Je pense donc que, sauf quelques cas où le besoin de soumission prédomine réellement, l'on ne doit considérer ce besoin que comme une partie de la douleur recherchée et même, comme ne formant qu'une portion de la douleur morale elle-même.

Suivant les circonstances, la douleur est employée soit avant le coït, soit pendant ; dans d'autres, elle suffit à elle seule pour le remplacer.

L'histoire nous fournit déjà quelques cas de masochiste.

Tibère, par exemple, quand il était dans son bain, accoutumait de jeunes enfants à venir jouer entre ses jambes et à le mordre. — Héliogabale se faisait maltraiter par son mari et battre avec une si grande violence qu'il avait quelquefois au visage les marques des coups qu'il avait reçus. — Néron faisait déguiser son affranchi Doriphore en bête féroce et se faisait dévorer de caresses et assommer de coups.

Cependant, je crois encore que le triomphe du masochisme se trouve en ce siècle. Ainsi s'exprime un malade de Krafft-Ebing qui, comme tous les malades, s'intéressant à tout ce qui touche à sa perversion, a fait des recherches à ce sujet.

« Les cas manifestes de masochisme sont aussi très fréquents. Les hommes atteints de cette perversion se soumettent aux tortures les plus raffinées. Avec des prostituées auxquelles on a fait la leçon, ils exécutent toujours la même comédie : l'homme se prosterne humblement ; il y a ensuite coups de pied, ordres impérieux, injures et menaces apprises par cœur, ensuite flagellation, coups sur les diverses parties du corps et toutes sortes de tortures, piqûres d'épingles jusqu'à faire saigner, etc., etc. La scène se termine parfois par le coït, souvent par une éjaculation sans coït. Quelques prostituées m'ont montré, à deux reprises différentes, des chaînes en fer avec menottes que leurs clients se faisaient fabriquer pour être enchaînés, puis les pois secs sur lesquels ils se mettaient à genoux, les coussins hérissés d'aiguilles sur lesquels ils devaient s'asseoir sur un ordre de la femme, et bien d'autres objets analogues. Parfois l'homme pervers exige que la femme lui ligote le pénis pour lui causer des douleurs, qu'elle lui pique la verge avec des épingles, qu'elle lui donne des coups de canif ou qu'elle le frappe avec un bout de bois. D'autres se font légèrement égratigner avec la pointe d'un couteau ou d'un poignard, mais il faut qu'en même temps la femme les menace de mort » (1).

La flagellation est très en usage chez les masochistes, mais il importe encore de distinguer ce qui appartient au simple reflexe de ce qui est lié à la perversion mentale.

(1). Krafft-Ebing. — *Ibid.*, p. 130.

Il n'est pas rare, d'une part, de voir chez le masochiste un amour sincère pour les coups de fouet qui se montrent dans ses rêves et dans ses représentations mentales bien avant qu'il aît connu les effets physiologiques de cet excitant. Il n'est pas rare non plus que, passant de la conception à l'exécution, il n'en éprouve une véritable désillusion.

D'autre part, les phénomèmes réflexes d'excitation génitale peuvent naturellement se produire aussi bien chez les masochistes que chez les autres.

Enfin, il se peut qu'une première fessée vienne révéler à un individu ses penchants masochistes, l'image voluptueuse restant dès lors associée chez lui à l'image douloureuse.

Le masochisme est souvent au début purement idéal et se contente de se manifester dans des rêves et dans les représentations mentales que fournit au malade son imagination surexcitée. Il se peut même parfaitement que tout d'abord l'excitant soit un sujet du même sexe, l'individu ne voyant venir la souffrance d'un individu du sexe opposé qu'après l'éclosion de la puberté.

Cette sorte de masochisme ne se transporte que plus tard dans la réalité, où il s'installe progressivement et subit même parfois de nombreux échecs avant d'arriver à sa forme parfaite.

Dans d'autres cas, la douleur n'est aimée que d'une façon toute psychique et constitue un masochisme qui ne sort jamais du domaine de l'imagination.

Enfin, souvent la douleur est aimée d'emblée, pour elle-même, dans sa forme psychique, aussi bien que dans sa forme purement physique.

Souvent le masochiste exige une souffrance bien déterminée et même assez compliquée pour pouvoir arriver jusqu'à la jouissance.

Tel est l'exemple suivant :

Un homme trouve sa satisfaction sexuelle de la manière suivante. Il va de temps en temps chez une *puella publica*. Il fait serrer son pénis dans un anneau de porcelaine, tel qu'on en emploie pour suspendre les rideaux des fenêtres. On attache sur cet anneau deux ficelles qu'on passe entre ses jambes, par derrière, et qu'on attache ensuite au lit. Alors, l'homme prie la femme de le traiter comme un cheval rétif. Plus la femme le pousse à tirer par ses cris et par les coups de fouet, plus il sent augmenter en lui l'excitation sexuelle ; il a une érection probablement favorisée mécaniquement par la compression des *vena dorsalis penis* qui sont serrées par l'anneau lorsque les ficelles sont trop tendues. L'érection augmentant, le membre est comprimé par l'anneau, et enfin l'éjaculation se produit avec une vive sensation de volupté (1).

Je ne crois pas qu'il y ait d'exemple de masochiste ayant poussé l'amour de la douleur jusqu'au point que mort s'ensuive, cependant il n'est pas rare de trouver des malades ayant des rêvasseries voluptueuses pendant lesquelles les femmes les tuent d'une façon ou d'une autre.

La douleur se retrouve avec son caractère voluptueux dans cette autre perversion que l'on nomme le fétichisme.

Témoin cette observation de Mantegazza :

X..., Américain de bonne famille, bien constitué

____

(1) Krafft-Ebing. — *Ibid.*, p. 148.

au point de vue physique et moral, n'était, depuis l'âge de la puberté, excité que par des souliers de femme. Le corps de la femme et même le pied nu ou seulement chaussé d'un bas ne lui faisaient aucune impression, mais le pied chaussé d'un soulier ou même le soulier seul lui causaient des érections et même des éjaculations.

Il lui suffisait seulement de voir des bottes élégantes, c'est-à-dire des bottines de cuir noir boutonnées sur le côté, et avec de hauts talons. Son instinct génital était puissamment excité lorsqu'il touchait ou embrassait ces bottines ou bien qu'il s'en chaussait. Son plaisir augmente quand il peut planter des clous dans les talons, de façon à ce qu'en marchant les pointes des clous s'enfoncent dans sa chair (1).

Un fétichiste du soulier, cité par Lombroso (*Archive di Psichiatria*, XIX) est obligé, pour arriver à l'émotion voluptueuse, non seulement de voir ou de toucher les bottines, mais aussi de penser avec délice aux douleurs de l'agonie qu'a souffert l'animal dont la peau a fourni le cuir.

Le Dr Pascal cite un cas de fétichisme où le plaisir consiste à s'exposer à cette douleur qu'on nomme le dégoût,

X..., négociant, a, périodiquement, surtout quand il fait mauvais temps, les désirs suivants : Il aborde une prostituée, la première venue, et la prie de venir avec lui chez un cordonnier, où il lui achète une belle paire de bottines vernies, à la condition qu'elle s'en chausse immédiatement. Cela fait, la femme doit traverser les rues, autant que

(1) Mantegazza. — *Etudes anthropologiques.*

possible dans les endroits les plus sales et les ruis-
seaux, pour bien crotter les bottines. Puis, X...
conduit la personne dans un hôtel, et, à peine en-
fermé avec elle dans la chambre, il se précipite sur
ses pieds, y frotte ses lèvres, ce qui lui procure un
plaisir extraordaire. Après avoir nettoyé les bottines de cette façon, il fait un cadeau en argent à la
femme et s'en va (1).

Ces malades offrent de nombreux points de res-
semblance avec certains mystiques qui lèchent les
plaies des malades et mêlent des déjections à leurs
aliments.

Pour en finir avec cette affection, je dois rappe-
ler que d'après certains auteurs, il y a des femmes
qui éprouveraient un réel plaisir à se faire battre
par leur mari. Si la chose était prouvée, il y aurait
bien là une ébauche du masochisme.

Krafft-Ebing oppose au masochisme le sadisme.
Je crois qu'en réalité, cette opposition est plus ap-
parente que réelle. Les deux, en effet, dérivent d'un
état psychopatique semblable, se retrouvent le
plus souvent associés chez le même individu, et
enfin sont caractérisés par les mêmes éléments,
une sensation ou une émotion pénible entraînant,
dans l'un comme dans l'autre, la volupté.

Dans le masochisme, ce qui entraîne à chercher
la douleur c'est de recevoir de l'excitant les excitations les plus fortes possible. Dans le sadisme,
c'est le penchant à agir sur l'objet aimé de la
façon la plus forte possible. Mais, n'y aurait-il pas
plus d'avantage à fondre ces deux formules en une

(1) Dᵣ Pascal. — *Igiene de l'amore.*

seule, ainsi que nous l'avons fait pour les mystiques, et de dire que tous échanges entre les objets de la passion sont indépendamment de leur nature un sujet de volupté.

Ainsi disparaît cette opposition qui paraissait si tranchée. Dans un cas, il est vrai, la source de jouissance est surtout la souffrance physique, dans l'autre, c'est surtout la souffrance morale, mais la douleur est toujours le point de départ du plaisir.

Du reste, je dois répéter pour le sadisme ce que j'ai déjà dit pour le masochisme, le plus souvent les malades ne s'analysent pas et ce qu'ils aiment réellement c'est bien la douleur.

Si on me répond que parmi les cas qui sont ainsi, — (je crois cependant que c'est la majorité,) — tous ne méritent pas les noms de sadisme et de masochisme, comme ne répondant pas exactement aux affections décrites sous ces noms, je m'inclinerai, car c'est toujours un devoir de respecter les types cliniques isolés avec soin ; mais, je constaterai aussi qu'il y a d'autres types cliniques dans lesquels on retrouve l'amour de la douleur.

Pour bien se rendre compte du sadisme vrai, il importe de déterminer ce qui se passe normalement chez le mâle.

L'amour, avant d'arriver à ses fins, rencontre toutes sortes d'obstacles qu'ont semés sur son chemin la civilisation et la nature elle-même.

Le premier de ces obstacles est le costume.

Enfanté par une civilisation plus pudibonde que chaste, son but primitif fut autant de rendre plus attrayantes les parties cachées que de les soustraire à des regards qui alors, tout au moins, ne pouvaient être impudiques.

Le but du costume est en effet non seulement de voiler, mais aussi d'accuser, de souligner certaines formes, et, dans beaucoup de cas aussi, de laisser entrevoir.

C'est dans ce sens que les artistes disent qu'il n'y a rien de moins déshabillé que le nu.

Quoi qu'il en soit c'est là le premier obstacle, et aussi le premier excitant que rencontre l'amoureux dans ses rêves, dans ses représentations de l'objet aimé. C'est là le commencement d'une lutte entre lui et la personne désirée qui va se poursuivre jusqu'après la consommation du coït.

A mesure que des liens plus étroits s'établissent entre les deux sujets, l'actif reçoit quelque privautés, quelques compensations morales. Mais un nouvel obstacle se dresse devant lui, la décence de la femme qui va rester longtemps encore sur la défensive, et la lutte se poursuit toujours plus acharnée, toujours plus excitante.

Bientôt ce n'est plus seulement la décence, c'est la pudeur elle-même qui vient opposer un nouvel embarras encore plus difficile à vaincre.

La victoire semble maintenant assurée, et cependant le sujet passif résiste encore, parfois instinctivement, parfois par coquetterie, souvent aussi par désir d'accroître encore cette excitation qu'elle constate chez le mâle.

Enfin le coït commence, mais là ne se trouve pas encore la possession complète, totale, de l'être aimé. L'imagination a été tellement surexcitée que la satisfaction ne peut avoir lieu que dans l'union complète d'une volupté sans égale et également partagée par les deux.

Or, les sensations voluptueuses croissent plus vite chez l'homme que chez la femme ; il arrive au but et désire faire éprouver lui aussi une sensation forte, un effet le plus puissant possible, et le seul moyen qui s'offre à lui c'est la douleur.

Dans d'autres cas, c'est le besoin de faire réagir le sujet passif ou encore celui de rendre sensation pour sensation qui conduit au même but. Il en résulte en général peu de chose, des baisers brûlants, de légères morsures, peut-être même quelques égratignures, et c'est tout.

Mais, que des états névropathiques viennent exagérer ces dispositions ou détruire les sentiments qui mettent un arrêt à ces manifestations, nous aurons bientôt les crimes les plus monstrueux à constater.

Telle est, si je ne me trompe, la cause primitive du sadisme vrai tel que le conçoit Krafft-Ebing. Mais, tels ne sont pas, loin de là, tous ceux qui jouissent de la douleur qu'ils provoquent chez les autres.

Il existe encore une autre sorte de malades que je ne puis analyser plus profondément, mais chez lesquels on constate nettement ceci.

Lorsqu'ils provoquent une peine ou une douleur chez les autres, et surtout lorsqu'ils en aperçoivent les manifestations extérieures, ils ont des jouissances voluptueuses, sans qu'il soit possible d'assigner d'autres liens entre ces deux faits que le suivant, c'est que l'un est la cause et l'autre l'effet.

Citer toute une série d'observations de sadistes serait sortir du but de ce travail.

Je n'en citerai que deux. Ce sont celles de Gilles de Rays et du marquis de Sade qui ont eu, sinon la honte d'avoir inventé le Sadisme, du moins celle d'en avoir été les parrains.

« M. de Sade donnait un bal auquel il avait invité beaucoup de monde ; un splendide souper fut servi à minuit : or, le marquis avait fait mêler avec profusion, au dessert, des pastilles de chocolat à la vanille qui furent trouvées délicieuses et dont tout le monde mangea. Tout à coup les convives, hommes et femmes, se sentent brûlés d'une ardeur impudique : les cavaliers attaquent ouvertement les dames. Les cantharides, dont l'essence circule dans les veines de ces infortunés, ne leur permettent ni pudeur, ni réserve dans les voluptés impérieuses : les excès sont portés jusqu'à la plus funeste extrémité ; le plaisir devient meurtrier ; le sang coule sur le parquet, et les femmes ne font que sourire à cet horrible effet de leur rage utérine. Prévoyant l'éclat que cette scène, comparable aux orgies de Néron, aurait quand le délire cesserait, M. de Sade s'était sauvé avant le retour du soleil avec sa belle-sœur toute sanglante encore de ses embrassements brutaux. Plusieurs dames titrées sont mortes des suites de cette nuit de dégoûtantes horreurs... etc. » (1)

« Peu d'années avant la Révolution, plusieurs personnes qui passaient dans une rue de Paris,

_____

(1) P. Moreau de Tours. — *Aberrations du sens génésiques.*

entendirent de faibles gémissements qui partaient d'une pièce sise au rez-de-chaussée. Elles s'approchèrent, et, après avoir fait le tour de la maison, elles découvrirent une petite porte qui céda à leurs efforts. Elles traversèrent plusieurs pièces et arrivèrent à une pièce au fond ; là, sur une table qui occupait le milieu de la pièce, était étendue une jeune femme entièrement nue, blanche comme de la cire, pouvant à peine se faire entendre ; ses membres et son corps étaient fixés par des liens : le sang lui coulait de deux saignées faites aux bras ; les seins, légèrement tailladés, laissaient échapper ce liquide ; enfin les parties sexuelles également incisées, étaient baignées de sang. Lorsque les les premiers secours lui eurent été prodigués, et qu'elle fut revenue de l'espèce d'anéantissement, dans lequelle elle se trouvait, elle raconta à ses libérateurs qu'elle avait été attirée dans cette maison, par le fameux marquis de Sade ; le souper terminé, il l'avait fait saisir par ses gens, dépouiller de ses vêtements, coucher sur la table et attacher. Sur ses ordres, un homme lui avait ouvert les veines avec une lancette, et pratiqué un grand nombre d'incisions sur le corps. Immédiatement, tout le monde s'était retiré, et le marquis, se déshabillant, s'était livré sur elle à ses débauches habituelles. « Son intention, disait-il, n'était point de lui faire du mal », mais comme elle ne cessait de crier, et qu'on entendit du bruit dans les environs de la maison, le marquis se leva brusquement et disparut avec ses gens. (1803) (1).

(1) Brière de Boismont, *Gazette médicale de Paris*. 21 juillet 1849.

Gilles de Rays, dans sa défense, explique lui-même son cas :

« Je ne sais, mais j'ai de moi-même et de ma propre tête, sans conseil d'autrui, pris ces imaginations d'agir ainsi seulement par plaisance et déclaration de luxure ; de fait j'y trouvais incomparable jouissance, sans doute par l'instigation du diable. Il y a huit ans que cette idée diabolique me vint ; ce fut l'année même où mon aïeul, le sire de la Suze, alla de vie à trépas. Or, étant d'aventure en la librairie dudict château, je trouvais un livre latin de la vie et des mœurs des Césars de Rome, par un savant historien, qui a nom Suetonius ; ledit livre était orné d'images fort bien peintes, auxquelles se voyaient les déportements de ces empereurs païens, et je lus en cette belle histoire, comment Tibérius, Caracalla et autres Césars, s'ébattaient avec des enfants et prenaient plaisir à les martyriser. Sur quoi, je voulus imiter lesdits Césars, suivant les images de la leçon et du livre.... Pour un temps, je ne confiai mon cas à personne, mais depuis je dis le mystère à plusieurs personnes, eutre autres à Henriet et à Pontou que j'avais dressés à ce jeu. Ce furent les susdits qui aidaient au mystère, et qui avisaient à trouver des enfants pour mes besoins. Les enfants tués à Chantocé, étaient jetés en bas d'une tour, en un pourrissoir, d'où je les fis tirer une certaine nuit et mettre dans un coffre pour être transportés à Marchecoul et à Nantes, en l'hôtel de Suze ; on les brûlait en ma chambre, hormis quelques belles têtes que je gardais comme reliques. Or, je ne saurais dire au juste combien furent ainsi tués et ars,

sinon qu'ils furent bien au nombre de six-vingt,
par an.... »

Non seulement la souffrance, mais même la
représentation mentale de la souffrance, qui suffit
chez nous pour produire un état pénible analogue
à la douleur peut produire la volupté.

M. Legrain (*Encéphale*. janvier 1886) cite l'observation d'un jeune dégénéré qui n'a pas de plus
grand plaisir que de fouetter des poupées. Peut-
être faut-il faire rentrer dans cette catégorie d'individus les nécrophiles qui, après avoir violé les
cadavres, les lacèrent pour se procurer des sensations voluptueuses.

Dans bien des cas, l'aspect de la douleur,
même sur des êtres vivants autres que l'homme,
suffit pour entraîner les sensations génitales.

Ainsi s'excitait en tuant des oiseaux le Monsieur
aux poules d'Hofman. — Chez celui de Lombroso,
l'éjaculation se produisait en voyant mourir des
pigeons. — Celui de Mantegazza, par contre, avait
besoin, pour arriver jusqu'à la jouissance, de
fouiller avec ses mains dans les entrailles chaudes
d'un coq.

Rappelons aussi le fétichiste du soulier, dont
nos avons déjà parlé, qui se pâmait d'aise en pen-
sant aux souffrances de l'animal qui avait fourni le
cuir de certaines bottes.

La torture d'un être sensible quelconque peut
donc devenir une source de jouissance sexuelle ou
tout au moins une vraie jouissance morale.

Peut-on en toute sincérité appliquer à ces gens-
là l'épithète de sadistes, trouvent-ils réellement la

volupté dans le besoin d'une domination absolue de l'être aimé?

Parfois le sadiste exerce sa passion sur les enfants.

Certains rapportent mentalement la douleur qu'ils voient éprouver à une femme, mais beaucoup aussi ne se donnent pas cette peine et ont des sensations voluptueuses en contemplant directement les manifestations de la douleur.

Du reste, parmi les nombreuses observations qui ont été publiées, on en voit beaucoup dans lesquelles de jeunes garçons ont des idées voluptueuses en voyant battre leurs camarades, bien avant que la vie sexuelle soit suffisamment développée pour pouvoir croire qu'ils associent mentalement ces coups à l'image d'une femme.

Ceci, du reste, est presque de règle absolue dans le sadisme : au début, la douleur est aimée pour elle-même, ce n'est que plus tard, lorsque le sens génésique est développé, qu'elle est aimée de préférence chez les individus d'autre sexe.

Non seulement ceux qui aiment à provoquer la douleur aiment la douleur physique, mais aussi la douleur morale. Les pervertis jouissent plus des réactions produites par une gifle que de la gifle elle-même.

C'est à cet ordre de faits que se rattachent les tristes habitudes des souilleurs de femmes.

Certains sont des sadistes avérés, mais pas tous.

J'ai connu un concierge, qui se cachait dans la cage de son escalier pour faire peur aux personnes qui se présentaient. Lorsqu'il était arrivé à atteindre son but, tout trahissait, chez lui, la volupté la plus intense. En dehors de ces accès, qui étaient intermittents, il était exhibitionniste.

Cette circonstance est réellement curieuse, car, en effet, certains exhibitionnistes n'éprouvent de plaisir réel que lorsqu'ils voient sur la figure de ceux devant qui ils exhibent se peindre le sentiment pénible qu'ils cherchent à provoquer.

Il est à remarquer, du reste, qu'ils exhibent presque aussi souvent en présence d'hommes que de femmes, qu'ils choisissent pour ça des personnes qui, par leur caractère particulièrement respectable, sont jugées par eux comme devant éprouver une émotion plus pénible que les autres.

On a cherché à relier aux exhibitionnistes les gens qui dessinent sur les murs des organes génitaux; — je crois qu'il n'y a qu'une façon de les relier aux malades dont je viens de parler, c'est de les considérer, ainsi que ceux du reste qui se contentent d'écrire des mots obscènes, comme atteints d'un certain degré d'algophilie. S'ils éprouvent un plaisir quelconque à agir ainsi, c'est uniquement parce qu'ils se représentent mentalement la douleur morale qu'ils vont provoquer chez les personnes qui liront ou regarderont leurs obscénités.

Je ne sais si on a fait cette remarque pour le dégénéré en général, mais le dégénéré algophile éprouve toujours un très réel plaisir à violer les lois et les coutumes établies par la société.

Pour les violences exercées sur les femmes, je ne crois pas devoir y insister. Les histoires des fouetteurs ou des piqueurs ne sont pas rares, et il n'y a même pas bien longtemps que se jugeait encore le procès d'un misérable qui avait transformé le sein d'une jeune fille en pelote d'épingles.

Je répéterai simplement ce que j'ai dit pour le masochisme, c'est la douleur elle-même que l'on aime ; le désir d'annihiler, d'humilier n'est qu'une partie de la douleur morale.

Beaucoup, du reste, sont incapables de trouver d'autre charme à la femme que sa façon de supporter la douleur.

A un plus haut degré, le sadisme peut aller jusqu'au désir de donner la mort, et malheureusement ces sortes de crime par volupté sont loin d'être rares.

Mais je ne veux pas m'appesantir sur ce sujet. Que ceux qui veulent s'en faire une idée plus nette cherchent ailleurs des renseignements sur Alton, Léger, Ménesclou, Tirsh, le sergent Bertrand, et même Jack l'éventreur.

Le Dr Paul Aubry, dans son très intéressant ouvrage sur la contagion du meurtre, montre que les foules aussi peuvent se comporter comme l'individu et rechercher des jouissances psychiques intenses et même génitales en torturant une victime.

Voici ce qu'il dit au sujet du viol suivi de meurtre commis par une bande.

Cette tentative de meurtre s'accomplit toujours dans des conditions identiques.

Une bande d'individus, souvent des jeunes gens ivres, rencontrent sur une route isolée, une femme. Ils la violent : « Que se passe-t-il alors ? Comment leur lubricité assouvie se change-t-elle en une fureur homicide ? Comment s'entraînent-ils les uns les autres non pas à tuer brutalement, mais à faire souffrir, à martyriser, à inventer les supplices les plus barbares ? » Telle est, parmi ces nombreuses observations, celle rapportée par le *Temps* du 23 août 1886, d'une jeune fille qui, au sortir d'un bal de Joinville-le-Pont, avait été entraînée par une bande de mauvais drôles, dans une villa. Pendant deux heures, elle fut en proie à la cruauté et à la lubricité de la bande. Enfin, ils se sont amusés à porter tous sur toutes les parties de son corps des allumettes enflammées; le corps était couvert de brûlures : « La cause, dit l'auteur, se trouve, d'une part, dans la résistance de la femme, mais aussi, d'autre part, dans cette dépravation incontestablement pathologique qui fait que certains individus ont besoin, pour exciter leur sens, de faire couler le sang !!! (1).

Du reste, c'est un fait banal que de voir la volupté s'allier à la cruauté, la vue du sang et des souffrances réveillait les idées de jouissance sexuelle.

« Pendant l'accouplement, dit le Dr Châtelain, le bouquin mord avec rage la nuque de la hase. Le lieu de la joûte amoureuse se reconnaît aisément aux touffes de poils dont il est semé. » Lombroso dit que l'éléphant, si prudent d'ordinaire, entre en fureur quand il est en rût. Certains gallinacés, quand ils sont amoureux, ne craignent pas même de s'attaquer à l'homme.

On raconte que des coqs, après avoir terrassé leurs adversaires, cherchent à les sodomiser.

Mantegazza rappelle que les soldats, au milieu du carnage, éprouvent comme une volupté bestiale.

(1) Paul Aubry. *Contagion du meurtre*, 1894.

Si, à présent, nous passons en revue les anciens Empereurs romains, nous les voyons tous allier la cruauté à la débauche. César était cruel, sanguinaire et débauché. Tibère faisait boire aux suppliciés beaucoup de vin et leur faisait ensuite lier avec de petites cordes les parties de la génération. Caligula n'allait dans les *lieux de débauche* qu'après avoir assisté à des supplices, et il ne caressait jamais sa maîtresse sans dire : « Une belle tête qui sera abattue quand je voudrai. » Néron, déguisé en bête sauvage, recherchait sur le corps de ses victimes d'affreuses jouissances. Domitien se plaisait à arracher le poil à ses concubines et faisait mettre le feu aux organes génitaux des suppliciés. Héliogabale, Galba, Othon, Vitellius, Titus, Trajan, tous se ressemblent et trouvent dans les supplices ces ignobles plaisirs que ne peuvent expliquer que l'éréthisme sexuel de l'époque.

Si nous examinons les crimes des grands, nous voyons qu'il existe souvent chez eux un certain degré d'anesthésie native ou provoquée du sens moral, et, à ce sujet, je dois insister un peu.

Il est très important en effet de ne pas confondre le défaut de réaction morale de certains aliénés ou imbéciles moraux chez qui la sensibilité morale est complètement détruite, des perversions morales. Dans le premier cas, les malades ne souffrent pas moralement parce qu'ils ne peuvent pas souffrir ; dans le second, ils perçoivent bien cette sensation douloureuse, mais ils l'aiment.

Il y a ici toute la différence qui sépare un analgésique d'un paralgésique.

Dans d'autres cas, la cruauté a son excuse, ou

tout au moins sa raison d'être, dans la nécessité, la colère, la vengeance, l'imitation, le délire, les passions, etc.....

Mais à côté de ça, que penser de Caligula et de Néron par exemple ?

Ce ne sont ni des impulsifs, ni des idiots, ni des délirants, aucun motif politique ne les pousse, aucune passion ne les aveugle.

Leur seule, leur vraie passion, c'est le plaisir de voir souffrir, ce sont les jouissances qu'ils ressentent lorsqu'ils voient se raffiner les supplices, se multiplier les tortures, ce n'est pas seulement de la cruauté, c'est de la cruauté sans motif, aimée pour les jouissances qu'elle entraîne et aimée passionnément. C'est une véritable algophilie.

Que penser encore de Domitien, le tueur de mouches et du repas affrayant qu'il fit faire à ses sénateurs.... ? C'était bien dans l'anxiété qu'il voyait se peindre sur la face de ses convives que se trouvait tout son bonheur ; par quel autre sentiment aurait-il pu être poussé pour agir ainsi ?

Toujours, il est vrai, il n'était pas satisfait pour si peu, mais, lorsqu'il faisait le barbier et qu'il coupait le nez à l'un, l'oreille à l'autre ; lorsque, devenu chirurgien, il amputait bras et jambes des imfortunés qu'on lui menait pieds et poings liés, n'était-ce pas toujours pour les mêmes raisons ?

La preuve que ce n'était pas par simple imbécillité morale qu'il agissait ainsi, mais bien par suite d'une véritable passion, c'est qu'il ne fut pas toujour insensible au remords.

Louis XI, Louis XIII, le comte de Charollais, Don Carlos, fils de Philippe II, et bien d'autres, pourraient nous fournir des exemples de cette sorte de cruauté que n'expliquent aucune passion, aucune haine, aucun intérêt que celui de voir.

Je le répète, je crois que ce n'est plus là seulement de la cruauté simple que sa forme pathologique, son caractère passionnel doit lui faire donner un nom nouveau, l'algophilie.

CONCLUSION

Après les explications nombreuses et détaillées que j'ai dû fournir sur chacun des cas que nous avons eu à examiner, nos conclusions seront forcément courtes.

Mon désir n'est pas, en effet, de faire ici un résumé rapide de tout ce qui a été dit, mais bien de généraliser et de donner un coup d'œil d'ensemble sur l'algophilie.

Nous nous sommes efforcé tout d'abord de démontrer, que plaisir et douleur ne sont pas deux modes différant essentiellement, que rien n'autorise à faire de l'un l'opposé de l'autre; que, bien au contraire, tout semble prouver que ce ne sont là que deux degrés différents d'un même phénomène.

L'un et l'autre, avons-nous dit de plus, se composent d'un élément physique et d'un élément intellectuel.

Suivant les circonstances, c'est tantôt l'un, tantôt l'autre de ces éléments qui prédomine; mais, plaisir moral et plaisir physique, douleur morale et douleur physique ne doivent être étudiées séparément que pour la commodité du travail.

En réalité, ce ne sont là que deux façons de se manifester d'une même sensibilité qui doivent se fondre de la façon la plus intime pour constituer simplement le plaisir et la douleur.

Des philosophes, comme Kant, ont souvent mis en doute l'existence de plaisir et de douleur absolument purs, et, en effet, comment pourrait-il en être autrement, puisque ceux-ci se trouvent composés d'éléments sinon de natures différentes, du moins susceptibles d'être impressionnés différemment par une même excitation.

Les sensations sont rarement simples dans la nature, elles se composent à la fois d'impressions secondaires, agréables et pénibles. Or, que pour une raison ou pour une autre, l'une ou l'autre de ces parties, composant la sensation, soit atténuée ou exagérée par l'organe qui est destiné à la recueillir, nous trouverons les variations les plus considérables de la sensibilité douloureuse.

Nous avons montré que ces variations peuvent être telles qu'une excitation douloureuse peut être accompagnée de plaisir dans certains cas.

Si nous passons à présent rapidement en revue les raisons d'être de l'algophile, nous trouvons :

1° Disparition de l'élément moral de la douleur ;

2° Une première jouissance voluptueuse se trouvant chez certains malades associée à la douleur, cette association devient, par la suite, indissoluble ;

3° Un plaisir donné étant pendant longtemps associé à une douleur donnée, l'habitude fixe cette manière d'être et en fait un tout agréable ;

4° Besoin d'une excitation forte pour préparer une tension particulière du système nerveux, condition *sine qua non* de certaines jouissances, — association secondaire entre cette cause et le plaisir produit ;

5° Besoin d'un retardant, d'un obstacle au plaisir, d'un assaisonnement sans lequel le plaisir serait presque nul ;

6° Exaltation de la jouissance morale par la douleur et les idées qui s'y rattachent ;

7° La douleur physique est employée comme manière de produire une excitation réflexe amenant la jouissance, et le malade attribue directement à la douleur ce pouvoir ;

8° Dans certains cas, le besoin d'excitation forte se fait impérieusement sentir, le manque de douleur devient lui-même si douloureux que l'on voit les malades les réclamer avec insistance.

Mais qu'il me soit permis, en terminant, de répéter une phrase que j'ai déjà écrite bien souvent.

Presque tous ces malades négligent de faire cette analyse d'eux-mêmes, ils ne savent se reconnaître au milieu de sensations complexes et, ce qu'ils recherchent, ce qu'ils aiment, c'est la *douleur*.

FIN

TABLE DES MATIÈRES

———

———

Châteauroux. — Imp. P. Langlois et Cie